中国医学临床百家·病例精解

山西医科大学第二医院

急诊内科疾病 病例精解

主　　编　李　燕　刘　铮

副 主 编　刘　鸿　成丽英　尚开健　任思佳　王彩科

编　　委　董　莎　李伟亮　曹　婧　郝晓庆　庄黎黎

　　　　　李凌飞　陈凯林　郭建瑞　窦　伟　马　瑞

　　　　　王炳晋　董佳莉　罗遵义

科学技术文献出版社
SCIENTIFIC AND TECHNICAL DOCUMENTATION PRESS
·北京·

图书在版编目（CIP）数据

山西医科大学第二医院急诊内科疾病病例精解 / 李燕，刘铮主编. —北京：科学技术文献出版社，2021.9

ISBN 978-7-5189-8369-8

Ⅰ.①山…　Ⅱ.①李…　②刘…　Ⅲ.①内科—急诊—病案　Ⅳ.① R505.97

中国版本图书馆 CIP 数据核字（2021）第 188391 号

山西医科大学第二医院急诊内科疾病病例精解

策划编辑：胡　丹　　责任编辑：胡　丹　　责任校对：文　浩　　责任出版：张志平

出　版　者	科学技术文献出版社
地　　　址	北京市复兴路15号　邮编　100038
编　务　部	(010) 58882938，58882087（传真）
发　行　部	(010) 58882868，58882870（传真）
邮　购　部	(010) 58882873
官 方 网 址	www.stdp.com.cn
发　行　者	科学技术文献出版社发行　全国各地新华书店经销
印　刷　者	北京地大彩印有限公司
版　　　次	2021 年 9 月第 1 版　2021 年 9 月第 1 次印刷
开　　　本	787×1092　1/16
字　　　数	176千
印　　　张	15
书　　　号	ISBN 978-7-5189-8369-8
定　　　价	118.00元

前　言

急诊医学经过 30 多年的发展，目前已进入 3.0 时代。随着国家医改的不断推进，各级医院急诊科将承担更多疑难危重症患者的救治工作。面临形形色色的急危重症，如何在短时间内准确识别、精准施策，考量着每一个急诊医师的救治能力。病例交流是临床工作中很重要的一个还原真实情景的学习手段，通过分析一个个鲜活生动的病例，着重培养急诊医师的临床思维和快速处置能力，从而有效减少漏诊、误诊，减少医疗差错。

2019 年《山西医科大学第二医院急诊内科病例精解》一书出版后，在急诊专业领域内获得一致好评。山西医科大学第二医院急诊团队再接再厉，历时 1 年多，再次收集 45 例精彩病例。这些病例均是我们急诊团队亲自诊治，其中有很多曲折、疑惑，但在多学科和急诊团队的共同努力下，最终都水落石出。今天，我们把这些病例汇集起来，结合最新共识、指南，与各位读者共同分享经验，总结失败教训，以此提升急诊专业救治水平。

由于编者水平及专业知识的局限性，此病例集尚有许多值得商榷和改正的地方，特别是涉及专科方面的内容，恳请广大同行批评斧正。

2021 年 3 月 16 日

目　录

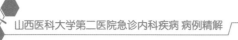

001
De Winter 综合征 1 例

病历摘要

患者,男性,58 岁。主因"胸骨后烧灼不适 2 小时"入院。

患者 2019 年 6 月 22 日凌晨睡眠过程中出现胸骨后烧灼,伴咽部紧缩感,无胸憋、胸痛、肩背部放射痛、心悸、气紧等,自行含服硝酸甘油 1 粒,症状持续不缓解,由 120 急诊入院。

[既往史] 既往体健,否认冠心病、高血压、糖尿病等病史。

[入院查体] 血压 114/79 mmHg,脉搏 62 次 / 分。神清语利,查体合作,双肺呼吸音清,未闻及干、湿性啰音,心率 62 次 / 分,律齐,各瓣膜听诊区未闻及杂音,腹软,无压痛及反跳痛,肝、脾肋下未触及,双下肢无水肿。

[辅助检查] 心肌梗死标志物:CK-MB 6.75 ng/mL, cTnI

0.82 ng/mL，Myo ＜ 30.0 ng/mL，NT-proBNP 113 pg/mL。

急诊心电图（图 1-1）：胸前 V_2 ～ V_6 导联 J 点压低 1 ～ 3 mm，ST 段呈上斜型下移，随后 T 波对称高尖。10 分钟后复查心电图（图 1-2）：胸前 V_2 ～ V_6 导联 ST 段压低 1 ～ 3 mm，较前明显动态演变。

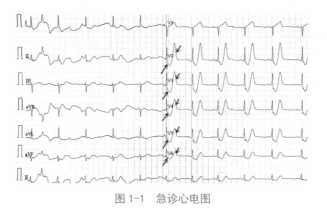

图 1-1　急诊心电图

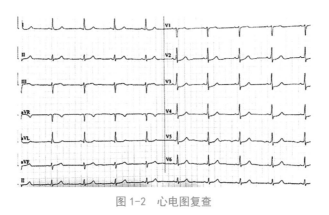

图 1-2　心电图复查

[诊疗经过]　考虑急性冠状动脉（冠脉）综合征，给予阿司匹林 300 mg、替格瑞洛 180 mg 等抗血小板、抗凝、稳斑治疗，并联系胸痛中心。急诊冠脉造影提示左前降支中段狭窄 85% ～ 99%，伴血栓形成，对角支狭窄 90%，回旋支近端狭窄 90%，OM1 狭窄 75% ～ 85%，OM2 狭窄 90%，右冠脉近段狭窄 50%，远段狭窄

笔记

60%～70%，左室后支狭窄50%（图1-3）。

治疗：前降支 - 对角支置入双支架。

病例分析

该患者为中年男性，以"胸骨后烧灼不适2小时"急诊入院。心电图可见胸前 V_2～V_6 导联 J 点压低 1～3 mm，

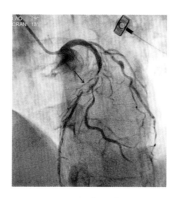

图 1-3 急诊冠脉造影

ST 段呈上斜型下移，随后 T 波对称高尖，符合 De Winter 综合征的表现。急诊冠脉造影检查提示左前降支中段狭窄 85%～99%，伴血栓形成。

2008 年荷兰鹿特丹心内科医师 De Winter 等通过回顾其心脏中心 1532 例左前降支近段闭塞的急性冠脉综合征（acute coronary syndrome，ACS）心电图，首先提出了一种特殊类型的急性冠脉综合征，其具备左前降支近段闭塞的心电图表现，特点为：①胸前导联 T 波高尖对称；② V_1～V_6 导联段在 J 点后上斜型压低 1～3 mm；③ QRS 波群通常不增宽或轻微增宽；④可出现胸前导联 R 波递增不良；⑤大多数患者 aVR 导联 ST 段抬高 1～2 mm。近年也有胸痛中心报道，回旋支近段闭塞和右冠状动脉中段闭塞患者心电图改变呈 De Winter 综合征特征样改变，可能与镜像改变有关。

De Winter 综合征心电图表现还需与一些其他疾病心电图进行鉴别。①与急性心肌梗死的超急期 ST-T 改变相鉴别：后者心电图特征性改变为胸前导联 T 波高大，可以不对称，基底部宽；前者是冠状动脉闭塞时的早期改变，随着心肌缺血损伤的加重，最终演变为 ST 段抬高型心肌梗死（ST elevation myocardial infarction，STEMI）。②与心率增快时的 ST 段上斜型压低相鉴别：后者常出现 ST 段上斜

笔记

型压低（如平板运动试验时），目前认为与心房复极有关，且并不存在心肌缺血。心电图上两者最简单、重要的鉴别点是前者 ST-T 改变是在心率并不增快的时候出现。③与高钾血症相鉴别：高钾血症患者主要表现为基底窄且对称、高尖的 T 波，但不伴有 ST 段上斜型压低的表现，结合患者胸痛症状、心肌损伤标志物检查，鉴别不难。

病例点评

高危胸痛的患者胸导联出现 ST 段上斜型压低伴 T 波高尖情况，应考虑 De Winter 综合征的可能。De Winter 综合征为 STEMI 等危症，部分患者就诊时已演变为 STEMI；部分患者在院外即发生猝死；如果识别能力不足，可能存在漏诊。本例患者发病早期心电图为典型的 De Winter 综合征的表现，引起了接诊医师的高度重视，早期识别并明确了 De Winter 综合征的诊断，并及时干预，避免病情恶化。

参考文献

1. DE WINTER R J，VEROUDEN N J，WELLENS H J，et al. A new ECG sign of proximal LAD occlusion. N Engl J Med，2008，359（19）：2071-2073.

2. PATEL N，PATERICK T E，BAKER S M，et al. The de winter variation：anterior ST-elevation myocardial infartion. Am J Medi，2017，130（3）：288-289.

3. 刁繁荣，张芹，郭显，等 . de Winter 综合征临床资料分析 . 介入放射学杂志，2019，28（4）：316-318.

（刘鸿）

002
IgA 肾病引起血尿 1 例

病历摘要

患者，女性，20 岁。主因"发热 2 日，血尿 1 日"急诊入院。

患者 2020 年 12 月 29 日受凉后出现发热，体温最高 38.3 ℃，畏寒，有肌肉酸痛，伴头晕、头痛，自行口服布洛芬、阿莫西林胶囊、复方氨酚烷胺胶囊治疗，效果差，就诊于当地医院，行头颅 MRI、腰穿检查未见明显异常。2020 年 12 月 30 日排尿时全程出现肉眼血尿，完善化验检查（表 2-1），给予头孢曲松钠等对症治疗，血尿逐渐消失，但肌酐（creatinine，CREA）仍持续增高，为进一步诊治转来我科。病程中无咳嗽、咳痰，无腹痛、腹泻，无尿频、尿急。

[既往史] 既往体健。

[入院查体] 体温 36.6 ℃，脉搏 86 次 / 分，呼吸 20 次 / 分，

笔记

血压 102/66 mmHg。神志清楚，言语流利，对答准确；全身皮肤黏膜未见出血点；颈软，无抵抗；双瞳孔等大等圆，直径约 3 mm，光反应灵敏；双肺呼吸音清，未闻及干、湿性啰音；心率 86 次 / 分，律齐，腹软，无压痛及反跳痛，肠鸣音 3 次 / 分；双下肢无水肿，双侧病理征未引出。

[诊疗经过]　入院后完善肾穿行病理提示轻度系膜增生性 IgA 肾病，给予甲泼尼龙、环磷酰胺治疗，好转后出院，出院时化验结果见表 2-2。

表 2-1　入院时血液化验结果

WBC/ （×10⁹/L）	NE/ （%）	CREA/ （μmol/L）	BUN/ （mmol/L）	LAC/ （mmol/L）	CRP/ （mg/L）	尿蛋白
12.6	82	280	6.4	0.4	49.1	+++

表 2-2　出院时血液化验结果

WBC/ （×10⁹/L）	NE/ （%）	CREA/ （μmol/L）	BUN/ （mmol/L）	LAC/ （mmol/L）	CRP/ （mg/L）	尿蛋白
9.43	70	118	5.4	3.4	26	+

病例分析

血尿是急诊科最常见的症状之一，包括镜下血尿和肉眼血尿。镜下血尿是指尿色正常，需要经过显微镜检查方能确定，通常是离心沉淀以后的尿液镜检见每高倍镜下有 3 个以上红细胞，多数在常规体检时发现。肉眼血尿是指尿液呈洗肉水色或血色，肉眼就可以看到。约 98% 的血尿是由泌尿系统的疾病引起，约 2% 的血尿是由全身性疾病或泌尿系统邻近器官的疾病引起。在泌尿系统疾病中，肾小球疾病、各种间质性肾炎、尿路感染、泌尿系统结石、结核、肿瘤、多囊肾、血管异常等都可能引起血尿。全身疾病引起的血尿，一般会有感染性疾病，如败血病、流行性出血热、猩红热等，而血液病多是血小板异常或凝血异常引起血尿，免疫系统疾病也会造成肾损害引起血尿。除此之外，尿路邻近器官疾病（如前列腺炎、精囊炎、盆腔炎、宫颈癌、输卵管的炎症）、化学物品或药品对肾脏的损害（如磺胺类药物、甘露醇对肾小管的损害，还有环磷酰胺引起的出血性膀胱炎），以及抗凝剂（如肝素）过量等也可引起血尿。

IgA 肾病是我国最常见的原发性肾小球疾病，是指免疫球蛋白 A 在肾小球系膜区异常沉积所导致的慢性肾小球肾炎，病理上表现为系膜增生，系膜区以 IgA 为主的免疫复合物沉积。能在肾活检中发现原发性肾小球疾病的患者占 30% ～ 50%，主要累及青年人，发病高峰在 20 ～ 30 岁。40% ～ 50% 的患者主要临床表现为单纯镜下血尿或肉眼血尿，其中 50% 的患者肉眼血尿发生在呼吸道感染后的数小时至 2 天内；少数在胃肠道或尿道感染后发生的肉眼血尿，通常持续数小时到数天，个别可以达到 1 周。可以伴或不伴蛋白尿。

本例患者是年轻女性，以血尿为主诉来诊。既往体健，在上呼吸道感染之后出现，伴有蛋白尿，化验检查肌酐异常，完善相关检查，行肾脏穿刺病理明确为 IgA 肾病，所以在考虑以血尿为主要症状表现的患者中，尤其在感染之后出现，可重点考虑 IgA 肾病，因其属于肾小球疾病中最常见的疾病。

📋 病例点评

在这个病例诊断和治疗中，有以下两点需要注意。

（1）IgA 肾病不能治愈，但是可以控制。IgA 肾病早期发现、早期正规治疗，可以避免最后发展为尿毒症。尤其注意该病的危险因素，尿蛋白的增多是否得到了控制？IgA 肾病未及时发现，如果肾功能已经出现不可逆转的恶化，疾病有发展为尿毒症的可能。但是仍要鼓励患者有信心，积极配合治疗，以延缓尿毒症的发生。因为该病的确诊必须依靠肾活检免疫病理检查，所以疑诊 IgA 肾病时需要行肾活检免疫病理检查。

（2）病史采集的重要性。因为 IgA 肾病发病比较有特点，尤其多见于青年人，在上呼吸道感染、肠道感染等之后，出现血尿、蛋白尿，有的伴或不伴肾功能异常，这时候一定要注意 IgA 肾病的可能。

参考文献

1. WU D，LI X，YAO X，et al. Mesangial C3 deposition and serum C3 levels predict renal outcome in IgA nephropathy. Clin Exp Nephrol，2021，25（6）：641-651.

2. 苏白鸽，丁洁. IgA 肾病的病理分型变迁. 中华儿科杂志，2012，50（1）：35-37.

3. MAGISTRONI R，D'AGATI V D，APPELG B，et al. New developments in the genetics，pathogenesis，and therapy of IgA nephropathy. Kidney Int，2015，88（5）：974-989.

4. 陈灏珠，林果为，王吉耀. 实用内科学. 14 版. 北京：人民卫生出版社，2013：2174-2179.

（尚开健）

003
IgG4 相关自身免疫性胰腺炎 1 例

病历摘要

患者，男性，79 岁。主因"全身皮肤发黄伴乏力 10 天"入院。

患者 10 天前无明显诱因出现尿黄，为浓茶色，伴面部皮肤发黄，无尿频、尿急、尿痛，无腹痛及腰背部放射痛。

[既往史]　2 型糖尿病、高血压、慢性胆囊炎病史。

[入院查体]　体温 36.4 ℃，脉搏 102 次 / 分，呼吸 16 次 / 分，血压 131/67 mmHg。意识清晰，查体合作。皮肤黏膜可见黄染，巩膜黄染，双侧颌下腺肿大，全身浅表淋巴结未触及肿大。双肺呼吸音粗，未闻及明显干、湿性啰音，心率 102 次 / 分，律齐，腹软，无压痛，墨菲征（－），麦氏点压痛（－），反跳痛（－），双下肢无水肿。

[辅助检查]　生化：TBIL 98 μmol/L，DBIL 74 μmol/L，ALT

324.1 U/L，AST 213.1 U/L，淀粉酶 234 U/L，脂肪酶 234 U/L；肿瘤标志物：CA199 60.69 U/mL。

腹部 CT 平扫＋增强：胰腺体尾部占位伴其上方胆道梗阻性扩张，考虑胰腺癌可能；上腹部 MRI 平扫 +MRCP：胰腺体尾部改变，考虑自身免疫性胰腺炎可能性大；IgG4 6.15 g/L；ESR 62 mm/h；外院行 PET-CT：自身免疫性胰腺炎可能性大。

[初步诊断] IgG4 相关自身免疫性胰腺炎、IgG4 相关性胆管炎、双侧颌下腺受累。

[诊疗经过] 建议患者行胰腺穿刺病理活检，家属拒绝。口服甲泼尼龙 24 mg/d，4 天后复查腹盆部增强 CT 示胰腺肿胀及胰周渗出明显吸收好转。患者规律随诊，激素逐渐减量，目前口服甲泼尼龙 4 mg/d，病情稳定，未再出现黄染。

🗒 病例分析

IgG4 相关疾病（IgG4 related-disease，IgG4-RD）是一类侵及多器官，并伴有大量 IgG4 阳性细胞浸润和组织纤维化的自身免疫疾病总称。IgG4-RD 主要表现为血清 IgG4 水平升高、病变组织中大量浆细胞浸润、IgG4 阳性浆细胞比例升高、组织纤维化等，累及的器官主要包括胰腺、胆管、肝脏、唾液腺、肺、乳腺、淋巴结、皮肤和中枢神经系统等。

IgG4 相关自身免疫性胰腺炎是由自身免疫介导，以胰腺肿大和胰管不规则狭窄为特征的一种特殊类型的慢性胰腺炎，可出现胰腺明显肿大、胰腺弥漫性炎症、腹痛、黄疸等症状。自身免疫性胰腺炎的临床表现比较复杂，无特异性，可以表现为急性、慢性胰腺炎的症状，出现恶心、呕吐；40% ～ 90% 的患者可以表现为胰腺外其他器官受累的症状，如梗阻性黄疸、腹痛、腹胀、乏力、体重下降、脂肪泻等。

IgG4-RD 的诊断需符合 2011 年诊断标准（CDC）：①临床检查显示单一或多个器官特征性弥漫 / 局灶性增大或肿块；②血清 IgG4 水平增高（≥ 1.35 g）；③组织病理学检查显示大量淋巴、浆细胞浸润和纤维化，以及 IgG4 阳性浆细胞浸润（IgG4 阳性浆细胞 /IgG 阳性浆细胞 > 40%，IgG4 阳性浆细胞 > 10 高倍视野）。明确诊断：①＋②＋③；很可能诊断：①＋③；可能诊断：①＋②，并除外其他自身免疫性疾病和恶性肿瘤。

IgG4 相关自身免疫性胰腺炎的诊断应符合 2011 年 1 型自身免疫性胰腺炎的国际统一诊断标准（ICDC）：①胰腺实质影像学改变（P）；②胰管影像学改变（D）；③血清 IgG4 水平高（S）；④其他器官受累情况（OOI）；⑤胰腺组织病理改变（H）；⑥糖皮质激素的治疗反应（Rt）。

病例点评

该患者尿黄，为浓茶色，面部皮肤发黄，表现为胆道疾病的症状，行腹部 CT 检查提示胰腺问题，经相关检查提示免疫性因素导致的可能性大，检查 IgG4 增高，累及胆道、颌下腺。给予激素治疗后，影像学和化验指标改善，故 IgG4-RD 诊断明确。此病例提示，在出现胰腺炎合并其他脏器腺体受体受累时，需要考虑免疫相关性问题。

参考文献

1. 黄茂娟，王亚萍，庄伟煌 . 自身免疫性胰腺炎患者血清 IgG4 变化及其临床意义研究 . 中国免疫学杂志，2020，36（7）：864-868.

2. 闫斌斌，李鹏飞，张立达，等 . IgG4 相关自身免疫性胰腺炎的诊治：5 例报道并文献复习 . 胃肠病学和肝病学杂志，2020，29（11）：1297-1300.

（刘铮）

004
不明原因多浆膜腔积液 1 例

患者，女性，32 岁。主因"间断背部疼痛伴气紧、腹胀 20 余日"就诊于我院急诊。

患者 2020 年 1 月中旬无明显诱因出现肩背部疼痛，呈针刺样，与呼吸活动有关，无发热、咳嗽、咳痰等，当地诊所给予阿奇霉素治疗 5 天好转；半个月后再次出现上述症状，伴气紧、呼吸困难，2 月 1 日就诊于当地医院，行胸部 CT 示双侧胸腔积液，考虑结核性胸膜炎，并给予左氧氟沙星、异烟肼、利福平、吡嗪酰胺、乙胺丁醇治疗，效果差；上述症状持续存在，伴有腹胀，2 月 5 日在当地医院行腹部 CT 发现腹腔大量积液，2 月 11 日转入我院收住我科。

[既往史] 既往体健。

[入院查体] 体温 36.5 ℃，呼吸 22 次/分，血压 130/80 mmHg，脉搏 130 次/分。神志清楚，对答切题，查体合作，气紧貌，双下肺呼吸音弱，未闻明显干、湿性啰音，心率 130 次/分，律齐，各瓣膜未闻及杂音，腹部膨隆，无明显压痛、反跳痛，双下肢轻度水肿。

[辅助检查] 患者病情复杂，入院后完善相关化验、检查。血常规：WBC 25.88×10^9/L，RBC 5.75×10^{12}/L，Hb 166.0 g/L，PLT 244.00×10^9/L，NE 22.9×10^9/L，EO 1.19×10^9/L；CRP 266.38 mg/L；D-Dimer 6150 ng/mL；PCT 1.53 ng/mL；血生化：ALB 30.2 g/L，ALT、AST、TB、BUN、Scr（-）；尿常规：潜血（±），蛋白（±），尿胆原（+++）；免疫八项、心肺四项、血淀粉酶（-）；ESR、EB 病毒+巨细胞病毒、G 实验、发热筛查、布氏杆菌病凝集试验、痰培养、血培养（-）；结核杆菌特异性细胞免疫反应检测、类风湿筛查、血管炎筛查、抗 ENA 多肽谱等风湿性疾病相关化验（-）；骨髓瘤系列、多肿瘤标志物（-）；胸腔积液、腹腔积液生化常规提示渗出液，胸腔积液、腹腔积液找肿瘤细胞+免疫分型（-）；胸腔积液、腹腔积液基因二代测序（-）。检查结果回报：胸部 CT 示右肺中叶炎症，双侧胸腔积液伴双肺下叶膨胀不全，心包积液，腹腔积液；颈椎、腰椎 MR 示颈椎膨出，腰椎未见明显异常；妇科彩超示盆腹腔积液；骨穿+活检、PET-CT、胸膜腔穿刺活检等未提示明显异常。

[诊疗经过] 患者入院时考虑感染、多浆膜腔积液原因不明，给予美罗培南、莫西沙星、万古霉素、更昔洛韦抗感染及利尿、止疼等治疗，但效果欠佳，后经验性给予小剂量激素治疗，症状明显改善，期间减少激素剂量或暂停激素，病情反复，遂每日予以甲强龙 80 mg 静脉滴注，于 3 月 10 日好转出院，院外长期口服甲泼尼龙片 16 mg/d，目前一般情况好，无特殊不适，多次复查胸腹部彩超未见明显积液。

笔记

病例分析

本病例特点：①患者为青年女性，既往体健；②此次以腰背部疼痛、多浆膜腔积液为突出临床表现，症状逐渐加重；③入院后完善结核、风湿、肿瘤等方面相关化验，检查结果提示存在感染、血清白蛋白偏低，但具体病因不明确；④入院后给予抗感染、利尿、止疼药物治疗效果差，加用激素症状改善明显，后好转出院。

多浆膜腔积液是一种常见的临床现象，患者在病程中同时或相继出现胸腔积液、腹腔积液、心包积液等，可分为良性和恶性，常见的原因有恶性肿瘤、结核病、结缔组织病、肝硬化、心功能不全等，其他疾病，如丝虫病、肺炎支原体及衣原体感染、甲状腺功能减退、肺吸虫病、胰腺疾病、全身淀粉样病变等也可出现多浆膜腔积液的临床表现。

恶性肿瘤可导致多浆膜腔积液，常见的有卵巢癌、肺癌、肝癌及消化道肿瘤，积液多为渗出液，抗感染、抗结核治疗无效。该患者是青年女性，不属于肿瘤好发年龄，且无明显消耗性疾病体征，多次行胸腔积液、腹腔积液寻找癌细胞，化验结果均为阴性，骨穿＋活检、胸腹盆腔 CT（平扫＋增强）、PET-CT 未提示恶性肿瘤，暂不考虑此类疾病导致的多浆膜腔积液。

结核病导致的多浆膜腔积液多发于青年人，伴有全身中毒症状，如乏力、午后低热、消瘦、盗汗等，ESR 加快、PPD 试验强阳性，抗结核治疗有效。该患者虽为青年女性，但无明显低热、消瘦、盗汗表现，行结核杆菌特异性细胞免疫反应检测、ESR、痰培养（－）；胸腹膜活检也未提示结核菌感染可能。

结缔组织疾病也可导致多浆膜腔积液，多为病变累及胸膜和心包壁层引起炎症渗出，多数为渗出液、少数为血性；病情反复，缓解与发作交替；ESR 增快，免疫球蛋白增高，抗核抗体阳性；抗菌药物治疗无效，而糖皮质激素治疗可缓解病情。本例患者入院后给予抗感染、利尿、止疼药物治疗效果差，完善风湿相关化验检查均未见明显异常，但经验性给予小剂量激素治疗效果好，因此不排除此类疾病的可能。在排除了其他相关可能导致多浆膜腔积液的原因后，考虑诊断为"非感染非肿瘤性炎症"。

病例点评

临床上常有一些疑难病例，貌似感染性炎症，却找不到感染的直接证据（如病原体培养或标志物）或间接证据（如病毒血清学抗体），各种抗感染治疗无效；另一些疑难病例是影像学提示肿瘤，而病理学找不到肿瘤的证据，只是显示炎症。这类患者常依据其受累部位，分布在各个临床专科，成为各科非常疑难的病例。非感染非肿瘤性炎症不是一个诊断，更不是一个疾病名称，但可以为疑难病例的治疗提供思路，将临床上难之又难的疾病简单化。主要包括：①不明原因发热；②多浆膜腔渗出性积液，而没有肿瘤、结核、典型结缔组织病的证据；③不明原因的占位性病变（淋巴结、肝脏、鼻咽部、肺），临床和病理均不能诊断是肿瘤抑或感染性肿块。

此类疾病的诊断思路见图 4-1。

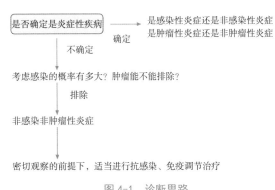

图 4-1　诊断思路

可以看出，在利用非感染非肿瘤性炎症诊断思路时要避免形成懒惰的临床思维，以免未排除感染和未排除肿瘤就以此诊断；同时治疗这类诊断不确定的患者一定要密切观察，不断反思，不断纠正诊断思路和调整治疗方案。

参考文献

1. 杨岫岩.非感染非肿瘤性炎症：疑难免疫性炎症诊治思路.中华医学杂志，2016，96（1）：66-68.

（曹婧）

005
不明原因消化道出血 1 例

病历摘要

患者，男性，76 岁。主因"便血 2 天"入院。

患者 2 天前无明显诱因出现便血，每次约 100 mL，总量约 500 mL，伴腹痛、头晕、心悸不适，无反酸、呕血。

[既往史] 既往高血压，长期口服硝苯地平缓释片（Ⅱ），血压控制可，波动于 130 ～ 140/70 ～ 80 mmHg，平时每日口服 1 片阿司匹林 100 mg，否认手术外伤史、输血史。

[入院查体] 体温 36.8 ℃，脉搏 108 次 / 分，呼吸 19 次 / 分，血压 100/64 mmHg。神志清楚，睑结膜苍白，双肺呼吸音清，未闻及干、湿性啰音，心率 108 次 / 分，律齐，未闻及病理性杂音，腹部平软，肝脾未触及肿大，肠鸣音 2 ～ 3 次 / 分。

[辅助检查] 血常规：WBC 13.4×10^9/L，RBC 2.23×10^{12}/L，Hb 68.0 g/L，PLT 156.0×10^9/L；凝血系列：PT 12.1 秒；APTT 34.7 秒；FIB 5.4 g/L；生化系列：血糖 6.22 mmol/L，BUN 16.9 mmol/L，CREA 76 μmol/L，钠 136.00 mmol/L。心电图示窦性心动过速。

[初步诊断] 上消化道出血；胃溃疡可能性大；高血压Ⅱ级（高危）。

[诊疗经过] 给予禁食，静脉注射艾司奥美拉唑 40 mg、1 次 /12 小时及生长抑素 3 mg 维持，肠外营养，间断输注悬浮红细胞，同时完善检查，胃镜未见明显出血和溃疡，肠镜未见出血。住院期间反复出现黑便，介入检查也未发现出血病灶，行消化道放射性核素检查，提示小肠消化道放射性核素浓聚影沿肠道逐步下移，且浓聚程度不断增加，提示小肠出血（图 5-1），转普外科行手术治疗，明确诊断（图 5-2）。

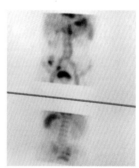

图 5-1 消化道放射性核素检查

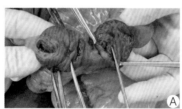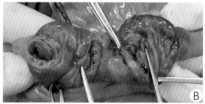

图 5-2 手术治疗

病例分析

小肠出血也称为不明原因消化道出血（obscure gastrointestinal bleeding，OGIB），指经常规内镜（包括胃镜与结肠镜）检查不能明确病因的持续或反复发作的消化道出血。

笔记

全消化道钡餐造影、小肠造影、选择性系膜动脉数字减影血管造影（digital substraction angiography，DSA）、放射性核素显像（radionuclide imaging）、内镜检查对于小肠出血的诊断和明确出血部位有帮助。

本例患者经常规内镜检查、介入手段未发现病变，由于住院期间反复出现黑便，运用放射性核素显像帮助寻找出血原因。^{99m}Tc 标记的红细胞进行核素扫描，可用于出血病变的初筛和大致定位，对微量慢性出血有其他方法不可替代的作用。

小肠出血治疗：①支持治疗，建立有效的静脉通路（深静脉置管），给予适当的止血、补液、输血等治疗。②药物治疗，a. 生长抑素及其类似物，通过抑制血管生成，减少内脏血流量，增加血管阻力和改善血小板聚集来减少出血，如奥曲肽、兰瑞肽等；b. 沙利度胺，抑制表皮生长因子的抗血管生成作用。③血管栓塞治疗。④外科手术治疗。治疗流程见图5-3。

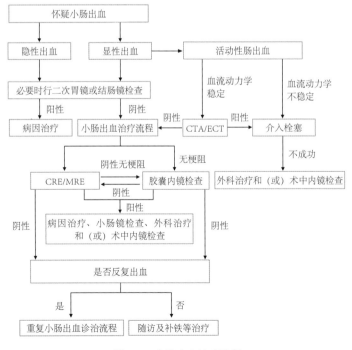

图 5-3　小肠出血治疗流程

病例点评

　　患者此次主因口服阿司匹林导致黑便就诊，因为黑便多以上消化道出血为主，行胃镜检查未见明显出血问题，并且行肠镜也未见异常，但是一直存在黑便的情况，不明原因的消化道出血可以借助全小肠镜、腹部血管造影、核素显像等多种检查明确，此患者最后行核素显像，发现小肠出血的部位，为诊断和治疗提供帮助，明确部位后在普外科开腹手术下行部分小肠切除，患者后期恢复良好。

　　本病例告诉我们，在常规内镜检查阴性的时候，要考虑到小肠出血，积极完善相关检查，必要时进行手术探查，明确出血部位十分重要，一定要记住我们有很多的诊治手段。

参考文献

1. 石希敏，景红丽，李方，等．放射性核素显像在消化道出血急救中的临床应用．中国医刊，2017，52（4）：93-96.

2. 吴东．急性下消化道出血的诊治．中华全科医师杂志，2017，16（5）：337-341.

3. 张琦，李焕斌，王玲．消化道出血核素显像的临床价值及影响因素．中华急诊医学杂志，2007，16（1）：60-64.

4. 龚娅，何宗忠，王晓冬，等．自制混合血浆在血浆纠正试验中的临床应用初探．检验医学与临床，2015，12（16）：2357-2361.

（刘铮）

006
自发性孤立性肠系膜上动脉夹层 1 例

病历摘要

患者，男性，70 岁。主因"腹痛 8 小时"就诊于我院急诊。

患者 2020 年 1 月 22 日 15 时参加婚宴后出现腹痛，位于脐周，为钝痛，伴呕吐，呕吐物为胃内容物，共 2 次，伴腹泻 2 次，呈黄色稀便，不伴发热、呕血、黑便及胸憋、呼吸困难等不适，腹痛症状持续不能缓解，就诊于当地医院，化验血常规示 PLT 20×10^9/L，为进一步诊治就诊于我院急诊。

[既往史]　既往诊断慢性支气管炎 1 年余，有吸烟史 30 余年。

[入院查体]　体温 37 ℃，呼吸 22 次/分，脉搏 102 次/分，血压 149/90 mmHg。神志清楚，急性痛苦面容，全身皮肤黏膜未见出血点，双肺呼吸音清，未闻及干、湿性啰音，心率 102 次/分，律齐，

笔记

腹平软，未见胃肠型及蠕动波，脐周压痛（±），无反跳痛及肌紧张，墨菲征（−），肝、脾肋下未触及，移动性浊音（−），肠鸣音可，2 次 / 分，双下肢无明显可凹性肿，全身关节无红肿、畸形。考虑为腹痛伴血小板减少，原因待查。

[辅助检查]　血常规：WBC 21.72×10^9/L ↑，Gr% 98% ↑，Hb 136 g/L ↑，PLT 17×10^9/L ↓，CRP 12.46 mg/L ↑；D-Dimer 3029 ng/mL ↑。床旁腹部血管彩超示肠系膜上动脉无血流显示，腹主动脉未见异常。胸腹腔 CTA 提示肠系膜上动脉栓塞可能（图 6-1）。

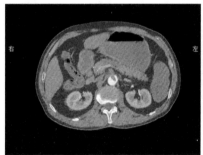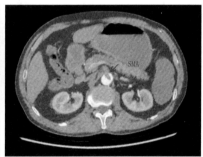

图 6-1　胸腹腔 CTA

[诊疗经过]　给予静脉注射人免疫球蛋白、输入血小板、解除肠道痉挛及抗感染等治疗后，入院 48 小时复查 PLT 升至 60×10^9/L 后，行急诊介入手术提示肠系膜上动脉夹层（假腔内形成大量血栓，肠系膜上动脉未见显影）（图 6-2），给予肠系膜上动脉近段开口处支架置入术。

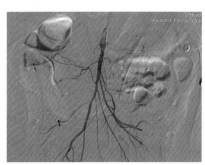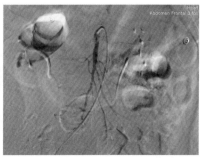

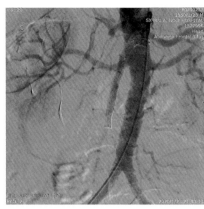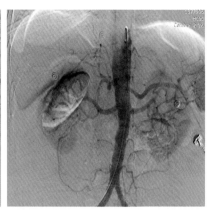

图 6-2 肠系膜上动脉夹层

病例分析

该患者为老年男性，以腹痛就诊，就诊过程中化验提示血小板减少，其诊断和治疗可从以下几方面入手。

1. 急性腹痛。该患者因急性腹痛就诊，伴呕吐、腹泻，持续发作，查体肠鸣音尚存在，余未见明显阳性体征，给予解痉等治疗后症状不能缓解，辅助检查提示 D- 二聚体明显升高，结合症状重、体征轻表现，符合缺血性腹痛临床特点，立即完善床旁腹部血管彩超检查示肠系膜上动脉无血流显示，行急诊胸腹腔 CTA 提示肠系膜上动脉栓塞可能。意外的是该患者的术中诊断并非肠系膜上动脉栓塞，而是肠系膜上动脉夹层（假腔内形成大量血栓，肠系膜上动脉未见显影）。术中导管进入真腔时可见肠系膜上动脉远端仍有血流通过，给予支架置入肠系膜上动脉近端开口处，再次造影可见肠系膜近端及远端均显影良好。

自发性孤立性肠系膜上动脉夹层（spontaneous isolated superior mesenteric artery dissention，SISMAD）作为肠系膜上动脉的夹层性病变，其主要危害是夹层假腔影响肠系膜上动脉真腔血供，引起肠

23

缺血甚至肠坏死，但其病因尚未明了。SISMAD 的危险因素主要有中年男性、高血压、常年吸烟史、高血脂、冠心病等。此外，肠系膜上动脉与腹主动脉较大的夹角，也被认为与 SISMAD 的发生相关。SISMAD 的临床表现多样，大部分患者以突发的腹痛或背部疼痛就诊。SISMAD 病因的不明确决定了其治疗都是对症的治疗，主要目的就是恢复肠系膜上动脉的血供，避免肠缺血坏死。SISMAD 尚无治疗规范，其保守治疗是 SISMAD 患者所有治疗方案的基础，主要包括禁食、胃肠减压、控制性降压和适当使用抗凝及改善循环药物、静脉补液、营养支持等，其主要目的是让胃肠道休息，减轻其血运负担，保持真腔血流通畅，防止夹层进展，为侧支循环的开放争取时间。SISMAD 的腔内治疗方式主要有肠系膜上动脉支架置入术、夹层动脉瘤假腔弹簧圈栓塞术以及置管溶栓术。腔内治疗的主要目的是使用支架使夹层内膜黏附，恢复肠系膜上动脉真腔血流，保持其血流通畅，从而避免肠缺血坏死。

2. 血小板减少原因。该患者于当地医院就诊时发现血小板减少，不伴有全身出血倾向及弥漫性血管内凝血（disseminated intravascular coagulation，DIC）表现。临床上常见引起血小板减少的原因主要有血液系统疾病、药物性血小板减少、脓毒症、心脑血管疾病、糖尿病、风湿免疫性疾病、肝病、脾功能亢进；造成血小板假性减低的原因有血液凝集，同时还有乙二胺四乙酸依赖性血小板减少、大血小板数目偏高及冷凝集。该患者既往无血小板减少病史，入院化验凝血系列、生化系列大致正常，由于手术需要，短时间内给予大剂量静脉注射人免疫球蛋白治疗后，血小板很快升至 60×10^9/L 后，考虑血小板减少原因为免疫性血小板减少症的可能性大。所以该患者术前诊断考虑肠系膜上动脉栓塞合并免疫性血小板减少症。

病例点评

　　腹痛是急诊患者最常见的主诉，也是医师最头痛的症状，若处理不当最易产生纠纷。这类患者常起病急，病因繁杂，病情多变，涉及学科广，如果诊断处理不当，常可造成恶果。我们应该尽快做出诊断，以防误诊、漏诊及误治，从而改善预后。引起急性腹痛的常见原因包括以下几类：炎症性腹痛、急性穿孔性腹痛、梗阻性腹痛、出血性腹痛、缺血性腹痛、损伤性腹痛及功能紊乱性疾病或其他疾病所致的腹痛。临床上常见的致死性腹痛可涉及内科及外科疾病，包括主动脉夹层破裂、急性心肌梗死及重症胰腺炎等。

　　当患者出现以下情况时提示病情危重：第一，患者出现血压降低或休克及急性腹膜炎；第二，当患者出现黄疸伴高热、烦躁、体温不升，白细胞计数升高或降低时，提示有胆道系统的严重感染，容易进展为感染性休克；第三，对于呕吐、腹泻，出现脱水症少尿的患者，氧合指数进行性降低，需要警惕发生急性呼吸窘迫综合征（acute respiratry distress syndrome，ARDS）；第四，腹部手术后短期出现了急性腹痛，多与手术有关，可能出现出血、吻合口瘘或肠梗阻等情况。

　　该患者腹痛呈持续性，腹部查体无明显阳性体征，化验 D- 二聚体明显升高。D- 二聚体是反映机体凝血与纤溶状态的一个敏感而又特性的指标，是交联纤维蛋白的特异性降解产物。只要机体血管内有活动的血栓形成及纤维溶解活动，就会有 D- 二聚体产生。血液中 D- 二聚体含量的变化已经逐渐被公认为血栓形成溶解的标志，成为诊断血栓性疾病的重要指标。D- 二聚体对于下列

3 类血栓性疾病诊断具有重要意义：①DIC；②动脉血栓形成：急性心肌梗死、脑栓塞、肺栓塞；③静脉血栓形成：深静脉血栓形成。D-二聚体的一个重要临床作用就是其阴性预测价值，其阳性不能明确诊断深静脉血栓形成或肺栓塞，但却可以排除静脉血栓的诊断。而阳性的 D- 二聚体患者需要进行 D- 二聚体的动态监测，并联合影像检查和综合临床情况进行最后确诊。

　　肠系膜上动脉栓塞合并血小板减少的报道少见，多由于病情进展后合并肠缺血坏死引发 DIC 所致。该患者经血管造影 SISMAD 已明确诊断，是否继发血小板减少仍有待明确。

参考文献

1. 陈坚，李沁，党一平，等 .124 例自发性孤立性肠系膜上动脉夹层的诊治经验与体会 . 中国血管外科杂志（电子版），2018，10（2）：101-105.

2. 张弘，吴忠隐，熊江，等 . 腹主动脉—肠系膜上动脉夹角在自发性孤立性肠系膜上动脉夹层中的意义 . 中华普通外科杂志，2016，31（2）：134-136.

（任思佳）

007
传染性单核细胞增多症 1 例

病历摘要

患者，女性，19 岁。主因"间断发热 10 天"入院。

患者 2017 年 7 月 14 日出现发热，体温最高 39.5 ℃，无寒战，自行口服对乙酰氨基酚后体温降至正常，后体温反复升高，多于午后及夜间出现，伴乏力、纳差，不伴咳嗽、咳痰、胸憋、盗汗、咯血，不伴心悸，不伴腹痛、腹泻，不伴尿频、尿急、尿痛，不伴四肢关节痛、光过敏、脱发、双手遇冷变白变紫等，17 日就诊于某医院，行血液检查示 WBC 6.91×10^9/L，NE% 54.30%，LY% 38.90%，ALT 158 U/L，AST 152 U/L，予左氧氟沙星 0.4 g/d 及保肝治疗 2 天，治疗第 2 天输注左氧氟沙星过程中出现全身皮疹，改用头孢，效果欠佳。7 月 20 日就诊于我院呼吸科门诊，行胸部正位片未见明显异常，考虑"发热待查，急性上呼吸道感染可能性大"，予口服莫西沙星 0.4 g/d、奥司他韦 75 mg，2 次／日治疗 3 天，治疗期间体温较前下降，但仍高于正常，波动于 38.5 ℃左右，为求进一步治疗入住我科。

[既往史] 既往体健，无其他不良嗜好。

[入院查体] 体温 37.4 ℃，脉搏 68 次／分，呼吸 20 次／分，血压 109/63 mmHg。全身皮肤轻度黄染，未见肝掌及蜘蛛痣。双侧睑结膜略苍白，巩膜黄染，口唇无发绀，扁桃体 I 度肿大，无脓性分泌物。右颈部淋巴结呈串珠样肿大，分界不清，压痛阴性，双肺呼吸音清，未闻及干、湿性啰音。心率 68 次／分，律齐，腹软，全腹无压痛、反跳痛，肝、脾肋下未触及，移动性浊音阴性。

[辅助检查] 血常规：WBC 5.18×10^9/L，Hb 109 g/L，PLT 100×10^9/L，NE% 31.14%，LY% 63.94%，MO% 0.24%；尿常规：尿胆原（++），胆红素（+++）；便常规（−）；生化全项：ALT 631.00 U/L，AST 602.50 U/L，TBIL 62.60 μmol/L，DBIL 39.40 μmol/L，IBIL 23.20 μmol/L，ALP 351.00 U/L，GGT 206.90 U/L，BUN 15.70 U/L，ADA 141.10 U/L，K^+ 3.37 mmol/L，LDH 1170.00 U/L，HBDH 808.00 U/L；PCT 2.89 ng/mL；ESR 46.00 mm/h；CRP 7.91 mg/L；贫血四项：铁蛋白 336.40 ng/mL，叶酸 9.28 nmol/L，维生素 B_{12} 317.00 pmol/L，促红细胞生成素 27.38 mIU/mL；溶血实验（−）；布氏杆菌凝集试验（−）；G 试验＜ 10 pg/mL；术前免疫（−）；呼吸道九联检：肺炎衣原体检查（+），肺炎支原体血清学试验弱（+）；发热筛查：类风湿因子 40 IU/mL，抗突变型瓜氨酸波形蛋白抗体 238.1 U/mL，葡萄糖 6 磷酸异构酶 1.3 mg/L；抗 ENA 多肽谱（−）；血管炎筛查（−）；EB 病毒＋巨细胞病毒（+）3.3×10^4 IU/mL；外周血涂片（2017-7-27）：异型淋巴细胞 13%；结核杆菌感染 T 细胞斑点试验：阴性对照反应水平（N）60.5 pg/mL，结核特异抗原刺激水平（T）108.0 pg/mL，阳性对照反应水平（P）242.5 pg/mL，结核

感染 T 细胞检测判读阳性。腹部彩超示胆囊体积缩小，脾大，肝、胰、双肾未见异常；颈部淋巴结彩超示双侧多发肿大淋巴结。

[初步诊断] 传染性单核细胞增多症？淋巴瘤？肝功能异常。

[诊疗经过] ①予阿莫西林氟氯西林钠抗感染治疗，还原型谷胱甘肽及异甘草酸镁注射液保肝治疗。②骨髓活检术：病理＋免疫分型，骨髓细胞学图文报告回报示骨髓及血片中易见异型淋巴细胞（异淋）样细胞，血片分类淋巴细胞比例增高，异淋占 13%。③淋巴结活检：炎性改变。④发热、咽峡炎、颈部淋巴结肿大，脾肿大，外周血异常淋巴细胞比例升高，外周血异淋＞10%，传染性单核细胞增多症诊断明确。⑤加用更昔洛韦治疗后，患者体温降至正常，好转出院。

病例分析

本例患者为青年女性，以发热为主要表现，查体发现颈部淋巴结增大，化验血常规淋巴细胞百分比升高，血片分类淋巴细胞比例增高，异淋占 13%，EB 病毒阳性，腹部彩超提示脾大，考虑传染性单核细胞增多症。

传染性单核细胞增多症是由 EB 病毒引起的单核－巨噬细胞系统急性增生性自限性传染病，最常见于青少年和成人，临床表现为发热、咽峡炎、淋巴结肿大"三联征"，儿童和成人的临床表现略有差异。

诊断要点：①症状：以发热、咽峡炎、淋巴结肿大为主。②体征：淋巴结增大，以颈部淋巴结增大多见，肝脾大。③实验室检查：白细胞分类淋巴细胞＞50% 或淋巴细胞总数≥5.0×10^9/L；异型淋巴细胞≥10% 或总数≥1.0×10^9/L；EB 病毒阳性。

传染性单核细胞增多症目前尚无特异性的治疗手段，以休息、解热、镇静、护肝等对症处理为主。大多数传染性单核细胞增多症患者可自行恢复。但少数免疫系统先天缺陷患者易引发免疫系统异常而危及生命，预后不良。未及时控制病情可损害泌尿、呼吸、循环、中枢、血液，以及皮肤、关节、肌肉等系统和器官而影响患者生活质量，其中肝损伤为其最常见的并发症。

病例点评

患者主因发热就诊，体格检查示颈部淋巴结增大，实验室检查提示 C- 反应蛋白和降钙素原高，考虑感染可能性大，结合外周血及骨穿发现异型淋巴细胞增高，EB 病毒阳性，考虑传染性单核细胞增多症。传染性单核细胞增多症大多呈自限性过程，预后良好，但临床上有部分患者可累及多个器官和系统，出现多脏器、系统的功能损害，其中以肝脏损害最为常见，严重者还可引起肝功能衰竭或进展为 EB 病毒相关性噬血细胞综合征。本病临床表现复杂且无特异性，可以多种症状同时出现，也可以表现为单一症状，因此易被某一症状所迷惑，早期不易识别，所以了解本病的诊断标准和一些相关疾病的鉴别诊断尤为重要。

参考文献

1. 宋美君 . 儿童传染性单核细胞增多症中西医治疗进展 . 中国中西医结合儿科学，2020，12（6）：492-496.

2. 尹静 . 儿童传染性单核细胞增多症的临床治疗方法研究进展 . 中国处方药，2019，17（6）：32-34.

3. 郭睿，李奇玉 . 儿童传染性单核细胞增多症的诊断与治疗进展 . 中国临床实用医学，2019，10（2）：78-80.

4. 刘会琼，张敬芳，王怀立 . 小儿传染性单核细胞增多症的临床特点和误诊分析 . 中国实用医刊，2016，43（11）：96-98.

（李伟亮）

008
大量输血致急性心力衰竭1例

病历摘要

患者，老年，76 岁。主因"骨髓瘤 2 年，喘憋 2 天加重半天"于
2018 年 3 月 23 日就诊。

患者 2016 年 2 月因腰痛就诊于山西某医院，行相关检查后诊
断为"浆细胞骨髓瘤"，给予手术和化疗联合治疗，病情控制尚
可，院外规律化疗。2018 年 3 月 10 日因需要化疗就诊于某医院，
发现血红蛋白、血小板均低（具体数值不详），3 天内输注成分血
4000～5000 mL。21 日出现发热、大汗，无寒战、咳嗽、咳痰、气短，
给予地塞米松后热退。当日 23：00 出现喘憋伴端坐呼吸，吸氧后症
状稍缓解，次日 22：00 症状再次出现，不能平卧，吸氧后症状无法
缓解，间断给予呋塞米 40 mg、托拉塞米 20 mg、地塞米松 10 mg 等
治疗，症状改善不明显，23 日下午转入我科。

[既往史] 既往体健。

[入院查体] 体温 37.2 ℃，脉搏 146 次 / 分，呼吸 24 次 / 分，血压 150/85 mmHg。发育正常，营养中等，神志清楚，查体欠合作。呼吸频率快，可见"三凹征"，双肺呼吸音粗，右肺可闻及湿性啰音，心率 146 次 / 分，律齐，各瓣膜听诊区心音正常，未闻及病理性杂音。腹软，全腹无压痛、反跳痛，肝、脾肋下触诊不满意，双下肢轻度水肿。

[辅助检查] 血气分析：pH 7.48，PCO_2 26.6 mmHg，PO_2 54.1 mmHg，SpO_2 89%，Lac 2.2 mmol/L；K^+ 4.24 mmol/L，血糖 8.31 mmol/L；血常规：WBC 55.12×10^9/L，RBC 3.66×10^{12}/L，Hb 121 g/L，PLT 96.0×10^9/L，CRP 79.61 mg/L；心肺四项：NT-proBNP > 35 000 pg/mL；凝血功能（－）。

心电图（图 8-1）：窦性心动过速，心率 110 次 / 分；心脏彩超：EF 24%，左房稍大、三尖瓣反流（轻度）、左室收缩舒张功能减低、左室壁运动不协调；胸部超声：双侧胸腔积液、双肾实质回声增强、脾肿大。

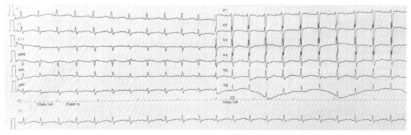

图 8-1 心电图

[初步诊断] 急性心功能不全；心功能不全Ⅳ级；浆细胞骨髓瘤；肺部感染？

[诊疗经过] ①根据患者病史（输液后无尿），右下肺湿性啰音，ECG 没有 ST 改变，考虑患者系大量输血导致急性心功能不

全，给予托拉塞米 40 mg、单硝酸异山梨酯 100 mg + 5% 葡萄糖注射液（glucose injection，GS）50 mL 静脉泵入 2 mL/h。②吸氧（氧流量 3 L/min）。③使用扩血管和利尿药物无效后，加用强心药物，米力农 20 mg + 5% GS 50 mL 静脉泵入 5 mL/h。④鼻导管给氧经皮血氧饱和度欠佳，给予面罩吸氧（氧流量 6 L/min）。⑤抗凝：低分子肝素 6000 IU，1 次 /12 小时。⑥心电监护：心率一直维持在 138 ～ 145 次 / 分，SpO_2 90% ～ 92%（面罩吸氧），血压 120 ～ 130/70 ～ 80 mmHg，复查血气分析：pH 7.504，PCO_2 25.2 mmHg，PO_2 55.7 mmHg，SpO_2 91%，Lac1.8 mmol/L，考虑氧合欠佳，给予无创呼吸机辅助通气，IABP 12 EABP 6（ST 模式）。⑦仍然无尿，加用冻干重组人脑利钠肽 0.5 mg + 5% GS 50 mL 静脉泵入 4.5 mL/h。⑧抗感染使用美罗培南 1.0 g，静脉注射，1 次 /8 小时。⑨1 小时后再次复查血气分析：pH 7.518，PCO_2 25 mmHg，PO_2 60.7 mmHg，SpO_2 93.2%，Lac 1.7 mmol/L；心电监护：心率一直维持在 130 ～ 135 次 / 分，SpO_2 96% ～ 98%（面罩吸氧），血压 120 ～ 130/70 ～ 80 mmHg。查体：呼吸平稳，双肺呼吸音粗，未闻及明显干、湿性啰音。⑩排尿数次，约 300 mL/ 次，⑪3 月 24 日 9：00 加用艾司洛尔 50 mg，18 mL/h 持续泵入控制心率。25 日心率逐渐下降到 120 次 / 分，并且喘憋明显好转，复查 NT-proBNP 4763 pg/mL。

病例分析

患者确诊骨髓瘤放疗、化疗后出现贫血和血小板下降的情况，给予输注成分血（浓缩红细胞、血浆、血小板）后，患者出现喘憋伴端坐位呼吸，后期症状加重，不能平卧，并且给予利尿治疗效果欠佳。根据患者不能平卧伴随喘憋、查体双肺可闻及明显湿性啰音、

NT-pro BNP ＞ 35 000 pg/mL，明确诊断急性心功能不全、心功能不全Ⅳ级，给予利尿、无创呼吸机辅助通气、扩血管治疗，效果好转。心功能不全患者首要治疗原则就是减少回心血量，指南提出让患者坐于床边，并将双下肢下垂从而减少回心血量。早期氧疗：鼻导管吸氧、面罩吸氧，如果血氧改善效果不佳，需要早期使用无创呼吸机辅助通气。

心力衰竭根据临床分型确定治疗方案。①干暖：调整口服药物即可。②干冷：首先适当扩容，若低灌注仍无法纠正，可给予正性肌力药物。③湿暖：以高血压为主要表现，首选血管扩张药，其次为利尿剂；以体肺循环淤血为主要表现，首选利尿剂，其次为血管扩张药。④湿冷：最危重的状态。若收缩压≥ 90 mmHg，则给予血管扩张药、利尿剂，若治疗效果欠佳可考虑使用正性肌力药物；若收缩压＜ 90 mmHg，则首选正性肌力药物，若无效可考虑使用血管收缩药，当低灌注纠正后再使用利尿剂。

患者症状和体征改善后，心率一直很快，心率过快可以导致心肌收缩和舒张功能减低，从而再次出现心力衰竭的情况。早期有效的控制心率可改善患者预后。降低窦房结节律，减慢心率，可以使用伊伐布雷定以剂量依赖性方式抑制电流；还可以使用短效静脉 β 受体阻滞剂，艾司洛尔 50 mg、18 mL/h，持续泵入控制心率。如果为心功能不全的患者，早期不建议使用，除外患者之前一直使用口服的酒石酸美托洛尔片（即使患者为急性心力衰竭，仍建议继续口服，不停药），但是如果症状体征改善早期使用 β 受体阻滞剂，可以减少患者再次出现心力衰竭的情况。艾司洛尔起效快，作用时间短，使用期间密切观察患者的肺部情况和体征情况，如果出现不良反应，需快速停药，减少不良反应的加重。

病例点评

患者确诊急性心功能不全、心功能不全Ⅳ级，根据病史和心电图除外心肌梗死导致的心力衰竭，考虑不除外容量负荷过重引发的喘憋情况，外院给予多次大剂量的利尿剂无效，不除外利尿剂抵抗和心肾综合征，可以加大利尿剂使用量和改善肾脏血流的药物，如重组人利钠肽、多巴胺、多巴酚丁胺等。

高中心静脉压（central cenous pressure，CVP）会阻碍静脉血流回流到心脏，使肾脏"后负荷"增加，损害肾脏的血流动力学并促进急性肾损伤的发生。CVP 增加通常与右心室顺应性降低有关。

肾灌注压＝肾动脉压－肾静脉压。较高的肾静脉压会降低肾灌注压。CVP 必须低于肾静脉压，以便使足够的肾静脉血流回至心脏。高 CVP 的存在需要更高的肾静脉压以确保这种情况，这样就会导致肾灌注压降低，从而出现无尿或少尿的情况。

之前教科书提到的"强心、利尿、扩血管"令大家印象深刻，但是"利尿、扩血管、强心"才是救治心功能不全的正确方式。

参考文献

1. THOMAS HILL B. Role of central venous pressure monitoring in critical care settings. Nursing standard，2018，32（23）：41-48.

2. RICCI Z，ROMAGNOLI S，RONCO C，et al. The 10 false beliefs in adult critical care nephrology. Intensive care medicine，2018，44（8）：1302-1305.

3. 中华医学会心血管病学分会心力衰竭学组，中国医师协会心力衰竭专业委员会，中华心血管病杂志编辑委员会 . 中国心力衰竭诊断和治疗指南 2018. 中华心血管病杂志，2018，46（10）：760-789.

4. 中华医学会心血管病学分会，中华心血管病杂志编辑委员会 . 急性心力衰竭诊断和治疗指南 . 中华心血管病杂志，2010，38（3）：195-208.

5. 柴珂，王华 . 中国、美国、欧洲心力衰竭指南差异比较 . 中国心血管杂志，2020，25（3）：210-213.

（刘铮）

009
低钠血症 1 例

病历摘要

患者，男性，70 岁。主因"乏力 2 个月，加重伴尿失禁 1 日"入院。

患者 2019 年 7 月 22 日出现恶心、呕吐，呈非喷射性，伴尿频，尿量具体不详，后出现全身乏力，曾就诊于我院急诊，诊断为低钠血症，补钠后自行离院。9 月 24 日自觉全身乏力症状较前加重，排尿频繁，伴小便失禁，为求进一步诊治入住我科。

[既往史] 2013 年行肠息肉切除术。2019 年 5 月 5 日行腰椎间滑脱治疗术。否认高血压、糖尿病、冠心病、肝炎、结核等病史。

[入院查体] 体温 36.0 ℃，脉搏 72 次 / 分，呼吸 20 次 / 分，血压 102/63 mmHg。发育正常，营养不良，贫血貌，神志清楚，言语欠流利，查体合作，皮肤弹性差，心肺腹无明显阳性体征，双下肢无水肿。

[辅助检查] 血气分析：pH 7.450，PO_2 75.1 mmHg↓，PCO_2 26.5 mmHg，Na^+ 104 mmol/L↓。血常规：WBC 4.68×10^9/L，Hb 108 g/L↓，PLT 217×10^9/L，CRP 13.11 mg/L。尿常规：pH 5，比重 1.015，潜血（+），蛋白（-）。生化：K^+ 3.8 mmol/L，Na^+ 108 mmol/L↓，Cl^- 74 mmol/L↓，血糖 5.7 mmol/L。肿瘤标志物未见异常。尿离子测定：钾 36.66 mmol/24 h，钠 205.5 mmol/24 h，氯 213 mmol/24 h，钙 2.16 mmol/24 h↓，磷 1.605 mmol/24 h↓，镁 1.14 mmol/24 h↓。ACTH：8 点 56.84 pg/mL。性激素：睾酮 0.01 nmol/L↓，促黄体生成素 0.39 IU/L↓，血清促卵泡刺激素 0.89 IU/L↓，雌二醇 0.01 nmol/L↓。皮质醇：8 点 172.06 nmol/L↓，16 点 171.57 nmol/L，0 点 140.34 nmol/L。甲功：FT_3 3.22 pmol/L↓，FT_4 7.60 pmol/L↓，TSH 3.29 mIU/L。胰岛素 +C 肽释放试验提示高峰后移，糖耐量试验、胰岛素相关抗体、肾上腺四项均未见明显异常。

腹部彩超：肝脏多发囊肿，胆胰脾双肾未见明显异常。心脏彩超：左室舒张功能减低，收缩功能正常。肾上腺 CT：双侧肾上腺未见明显异常。胸部 CT：肺气肿伴肺大疱影。垂体 MRI 平扫：鞍区占位，双侧侧脑室周围异常信号影，缺血灶可能。垂体 MRI 增强：鞍区占位（图 9-1）。

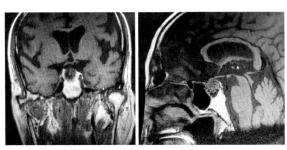

图 9-1 鞍区占位

[入院诊断] 低钠原因待诊。

[诊疗经过] 该患者经纠正电解质紊乱（补钾、补钠等），8 月 9 日复查时，各离子均上升至正常范围内，后转入我院神经外科行手术治疗。

病例分析

该患者因全身乏力就诊于我院急诊，后期出现小便失禁，其诊断和治疗应从以下几方面入手。

1. 乏力。乏力是急诊科就诊患者常见的主诉之一，几乎可涉及所有内科系统，如急性、慢性心力衰竭涉及心内科，贫血涉及血液科，慢性消化道出血、营养不良涉及消化内科，甲状腺功能减退、电解质紊乱涉及内分泌科，肾功能不全涉及肾内科等。该患者既往有低钠血症病史，此次因再次乏力就诊，完善相关检查，化验提示静脉钠离子偏低（Na^+ 108 mmol/L），故该患者乏力原因为重度低钠血症。

2. 低钠血症。低钠血症的临床表现不同与引起低钠的病因有关：①低容量性低钠血症：经肾或消化道丢失所引起的低容量性低钠血症患者可出现静脉塌陷、血压下降、脉搏细速、四肢厥冷等休克倾向表现；②高容量性低钠血症：可伴有水肿，同时合并心力衰竭、肝硬化等原有基础病的相关临床表现；③正常容量性低钠血症：同时可伴有激素分泌异常的相应临床表现，结合患者病史回顾、临床症状及体征和激素测定可协助判断。其中抗利尿激素不适当分泌综合征（syndrome of inappropriate secretion of antidiuretic hormone, SIADH）最常见，占低钠血症比例60%，其常见病因：①恶性肿瘤，如肺癌、口咽部肿瘤、胃肠道肿瘤、泌尿生殖系统肿瘤、内分泌胸腺瘤、淋巴瘤、肉瘤等；②肺部疾病，如感染、哮喘、纤维化等；③中枢神经系统病变，如感染、出血和肿瘤等；④某些促进抗利尿激素分泌的药物，如氯磺丙脲类、抗抑郁药、卡马西平、长春新碱、尼古丁、非甾类消炎药等。

低钠血症的病因诊断流程：①根据血浆渗透压确定低钠血症是否真正存在，血浆渗透压（mOsm/L）=2 × ｛〔Na^+〕＋〔K^+〕

+〔BUN〕/2.8+〔Glucose〕/18（血浆渗透压的正常值为290～
310 mOsm/L）。②根据血钠浓度、临床表现及病程时间评估低钠血
症的程度。③根据尿钠浓度评估细胞外液血容量情况。④最终确定
低钠血症的原因。

该患者诊断为慢性失钠，临床表现为乏力，无明显低血压、
心动过速及水肿表现，近期未使用利尿剂，计算有效血浆渗透压为
233.2 mOsm/L，尿钠浓度正常，根据该诊疗思路，初步考虑为低渗
性低钠血症中的正常容量性低钠血症，造成此类低钠血症的原因多
为SIADH，故进一步完善腺垂体功能、垂体MRI、肾上腺功能等检查，
最终明确低钠原因为中枢神经病变所致的SIADH。

SIADH是由于丘脑下部 – 垂体系统受损引起ACTH和抗利尿激
素（antidiuretic hormone，ADH）分泌异常，导致尿钠排出增多，肾
脏对水的重吸收增加而引起血钠下降、低血渗透压而产生的一系列
神经受损的临床症状。该综合征由Schwartz等在1957年命名，其发
作时可无低血容量、无低血压、无肾上腺功能不全等非渗透压性刺激
因素，血浆ADH相对于血浆渗透压不适当的升高，血浆渗透压降至
阈值以下时仍不能有效地抑制ADH的分泌，而ACTH则相对分泌不足。

SIADH还需与另一类导致中枢性低钠的疾病脑性耗盐综合征
（cerebral salt wasting syndrome，CSWS）相鉴别，颅脑损伤可破
坏含有心钠素（atrial natriuretic peptide，ANP）和脑钠素（brain
natriuretic peptide，BNP）的细胞，同时损坏了血脑屏障，从而引起
尿钠多肽的不适当分泌。此外当急性颅脑损伤时可产生一种内源性
钠 – 钾泵抑制因子，称地高辛样物，该物质可作用于肾小管上的钠 –
钾泵，从而使钠 – 钾交换减少，尿钠排出增多。CSWS最早由Peters
于20世纪50年代初提出，但在20世纪80年代前人们多将CSWS
等同于SIADH，至20世纪80年代后期越来越多的学者认为CSWS

的发病原因与中枢神经系统疾病引起 ANP 和（或）BNP 对肾脏神经调节功能紊乱，从而造成肾小管对钠的重吸收障碍有关。

3. 低钠血症的治疗注意事项。低钠血症主要针对原发病与支持疗法。①急性低钠血症特别是已经出现精神神经症状者，可紧急使用 3% 氯化钠 100 mL 在 10～20 分钟内静脉滴注，1 小时后可重复，使血钠以 4～6 mmol/L 的速度上升，以快速改善低渗状态，预防脑疝和脑细胞缺血。②慢性低钠血症纠正过快可能诱发渗透性脱髓鞘综合征（osmotic demyelination syndrome，ODS）。慢性低钠血症可将目标设定为血钠每日上升 4～8 mmol/L，最高不超过 10～12 mmol/L。如果存在 ODS 高危因素（血钠 ≤ 105 mmol/L、低钾血症、慢性酒精中毒、营养不良、肝病晚期），需下调目标为血钠每日上升 4～6 mmol/L，最高不超过 8 mmol/L。

病例点评

每位临床医师都会遇到低钠血症，因其为临床最常见的水盐失衡类型，发生率约占住院患者的 30%。但是，近 80% 患者临床症状不明显，因此容易被大家忽视。低钠血症的典型临床表现：①细胞动作电位降低引起的肌无力；②水进入细胞导致肿胀，如水肿、脚肿，脑水肿会有神经系统的表现；③与血钠降低的程度、速度及病因有关。

虽然 SIADH 和 CSWS 的发病机制不同，但在临床上均可见于鞍区手术和重型颅脑损伤后，均表现为低钠血症，临床症状也相似。对 SIADH 患者主要采用限水的治疗方法，将每日液体入量控制在 1000 mL 左右，而谨慎补钠，因为大量补钠不仅不能有效地纠正 SIADH 的低钠，反而还会引起 ADH 的释放，加重病情，因此在限制入水量的同时应用呋塞米可促进利尿而减少细胞外液，

[获得升高血钠的明显效果；当低钠伴有多尿＞5000 mL/d 或＞250 mL/hr 或 3 mL（kg•hr）] 时应先在 CVP、血钠和血渗透压的监测下补钠，然后适当给予鞣酸加压素注射液或醋酸去氨加压素以控制尿量，一旦明确为 SIADH 后应该慎用 ADH 类药。

对于 CSWS 患者要在治疗原发病、纠正低血容量的基础上补充高渗盐水，通常给予 3% 或 5% 的高渗盐水，补钠的量先给予计算补钠量的 1/2 ～ 2/3，动态观察血钠的变化，不断根据血钠的变化调整补钠量；由于补钠过快可引起中枢神经系统的脱髓鞘病变（脑桥中心脱髓鞘病变），此时患者可出现假性延髓性麻痹、肢体瘫痪、吞咽障碍、行为改变、认知障碍等，因此尽量将补钠速度控制在使血钠升高＜ 0.7 mmol/（L•hr），或使血钠的变化幅度不超过 20 mmol/（L•d）；重度低钠者（血钠＜ 120 mmol/L），应先在 1 小时内静脉滴注 3% 盐水 200 mL＋生理盐水 300 mL，再按计算量补钠，先补高渗盐水，然后补充胶体液，也可考虑采用透析法在短时间内纠正电解质紊乱。

参考文献

1. SEPEHRI P，ABBASI Z，BAGHERI S，et al. Hyponatremia in traumatic brain injury patients：syndrome of inappropriate antidiuretic hormone（SIADH）versus cerebral salt wasting syndrome（CSWS）. J Injury Violence Res，2012，4（3 Suppl 1）：17.

2. ZHEN J H，YAN J，LI L. Cerebral salt-wasting syndrome in a critically Ⅲ patient：an easily neglected syndrome in intensive care unit（ICU）. J Nat Med Assoc，2020，112（3）：258-261.

（任思佳）

010
肥胖致心力衰竭 1 例

病历摘要

患者，男性，25岁。主因"水肿6天，加重伴气紧3天"来诊。

患者6天前出现阴囊及双下肢水肿，未予重视及诊治，水肿进行性加重，渐累及全身，近3天上述症状加重，伴气紧，不能平卧，有咳嗽，咳白色黏痰，不伴胸痛等，为求进一步诊治急诊入院。自发病以来，精神、食欲差，进食量不足平日1/3，24小时尿量约500 mL。

[既往史] 既往体健。

[入院查体] 体温36 ℃，脉搏136次/分，呼吸22次/分，血压177/111 mmHg。身高170 cm，体重140 kg，发育正常，营养过剩，肥胖体型，神志清楚，言语流利，查体合作，半卧位，气紧貌，全身皮肤黏膜未见黄染及出血点，全身浅表淋巴结未触及肿大，全

身水肿明显，以颜面、躯干、双下肢、阴囊为著，头颅及五官正常，咽无充血，双侧扁桃体无肿大，双肺呼吸音粗，右肺底可闻及湿性啰音，心率136次/分，律齐，未闻及杂音，腹膨隆，腹软，腹部触诊不配合，阴囊及双下肢可凹性水肿，双下肢多处皮肤破溃化脓。

[辅助检查]　血气分析：pH 7.350，PO_2 84.5 mmHg，PCO_2 43.1 mmHg，Glu 6.3 mmol/L，Lac 2.0 mmol/L，SpO_2 95.9%。血常规：WBC 9.92×10^9/L，Hb 160 g/L。NT-proBNP 2357 pg/mL。

心脏彩超+心功能：EF 40%，全心扩大、左室收缩、舒张功能减低、心包积液（大量）、左室壁弥漫性运动幅度减低；胸腹部彩超：双侧胸腔积液（右侧5.0 cm、左侧9.3 cm）；双下肢动静脉彩超均未见异常；心电图：窦性心动过速。胸部CT（图10-1）：双肺炎症，心包积液，双侧胸腔积液，心脏增大。

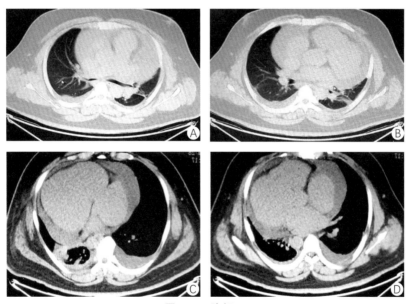

图 10-1　胸部 CT

[诊疗经过]　①患者青年男性，病程中初为阴囊及双下肢水肿，后水肿进行性加重，渐累及全身，渐出现气紧，不能平卧，有咳嗽，

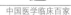

咳白色黏痰；②NT-pro BNP 2357 pg/mL；③心脏彩超＋心功能：EF
40%，全心扩大、左室收缩、舒张功能减低、心包积液（大量）、
左室壁弥漫性运动幅度减低；胸腹部彩超：双侧胸腔积液（右侧
5.0 cm、左侧 9.3 cm）；后复查心脏彩超：全心增大，心搏减弱，三
尖瓣关闭不全（中－重度），二尖瓣关闭不全（轻度），心包积液（中－
大量），左心功能减低，EF 27%。故心功能不全、心功能Ⅳ级、心
包积液、双侧胸腔积液诊断明确。

病例分析

心力衰竭是多种原因导致心脏结构和（或）功能的异常改变，
使心室收缩和（或）舒张功能发生障碍，从而引起的一组复杂临床
综合征，主要表现为呼吸困难／乏力和液体潴留（肺淤血、体循环淤
血及外周水肿等）。根据左室射血分数，分为射血分数降低的心力
衰竭（心衰）、射血分数保留的心衰、射血分数中间值的心衰。

目前认为心衰是慢性、自发进展性疾病，神经内分泌系统激活
导致的心肌重构是引起心衰发生和发展的关键因素。

引起心力衰竭的原因有心肌病变，如缺血性心脏病（心肌梗死），
心脏毒性损伤（抗肿瘤药、抗抑郁药、抗心律失常药、非甾体类抗炎药、
麻醉药），药物滥用（酒精、可卡因、安非他命、合成代谢类固醇等），
重金属中毒（铜、铁、铅、钴等），放射性心肌损伤，免疫及炎症
介导的心肌损害，感染性疾病[细菌、病毒、真菌、寄生虫（Chagas病）、
螺旋体、立克次体]，自身免疫性疾病[巨细胞性心肌炎、系统性红
斑狼疮、嗜酸性粒细胞性心肌炎（Churg-Strauss综合征）]，心肌浸
润性病变包括非恶性肿瘤相关（系统性浸润性疾病，如心肌淀粉样

变、结节病）和恶性肿瘤相关（肿瘤转移或浸润），贮积性疾病（血
色病、糖原贮积病），内分泌代谢性疾病，激素、营养相关（如肥
胖），遗传学异常，应激，心脏负荷异常（如高血压、瓣膜和心脏
结构的异常），心包和心内膜疾病，高心输出量状态，容量负荷过度，
肺部疾病，心律失常（心动过速、心动过缓）等。

射血分数降低的心力衰竭的药物治疗目标是改善临床症状，提
高生活质量，预防或逆转心脏重构，降低再住院率和病死率。心衰
不同的阶段，其治疗策略不同。心力衰竭发生及发展的 4 个阶段见
表 10-1，由 A 阶段至 D 阶段的治疗策略见图 10-2。

（1）A 阶段：主要是针对心衰危险因素的治疗。①控制血压、
血脂、血糖、肥胖等，戒烟限酒，规律运动；②避免心脏毒性药物；
③药物使用血管紧张素转换酶抑制剂（angiotensin converting enzyme
inhibitor，ACEI）或血管紧张素 II 受体拮抗剂（angiotensin II receptor
blockers，ARB）。

（2）B 阶段：主要是预防及改善心室重构、预防心衰症状。
①继续 A 阶段的治疗建议；②药物包括 ACEI/ARB、β 受体阻滞剂；
③心脏性猝死高危患者置入心律转复除颤器（implantable cardioverter
defibrillator，ICD）。

（3）C 阶段：①继续 B 阶段治疗；②有症状患者限制钠的摄入；
③药物使用利尿剂、ACEI/ARB/ 血管紧张素受体脑啡肽酶抑制剂、
β 受体阻滞剂、醛固酮受体拮抗剂、伊伐布雷定、地高辛；④治疗合
并疾病；⑤有适应证者行心脏再同步化治疗或置入 ICD。

（4）D 阶段：①继续 C 阶段药物治疗；②限水、正性肌力药、
静脉用药、预防静脉血栓形成 / 栓塞；③应用机械辅助装置、心脏移
植、超滤；④姑息治疗、临终关怀等。

表 10-1 心衰发生的 4 个阶段

阶 段	定 义	患者群	NYHA 心功能分级
阶段 A (前心衰阶段)	患者为心衰的高危人群，无心脏的结构或功能异常，无心衰的症状和（或）体征	高血压、冠心病、糖尿病、肥胖、代谢综合征、使用心脏毒性药物史、酗酒、风湿热史、心肌病家族史等	无
阶段 B (前临床心衰阶段)	患者已发展为器质性心脏病，但无心衰的症状和（或）体征	左室肥厚、陈旧性心肌梗死、无症状心脏瓣膜病等	I
阶段 C (临床心衰阶段)	患者有器质性心脏病，既往或目前有心衰症状和（或）体征	器质性心脏病患者伴运动耐量下降（呼吸困难、疲乏）和液体潴留	I ～ IV
阶段 D (难治性终末期心衰阶段)	患者器质性心脏病不断进展，虽然进行积极的内科治疗，但休息时仍有症状，且需要特殊干预	因心衰反复住院，且不能安全出院者；需要长期静脉用药者；等待心脏移植者；应用心脏机械辅助装置者	IV

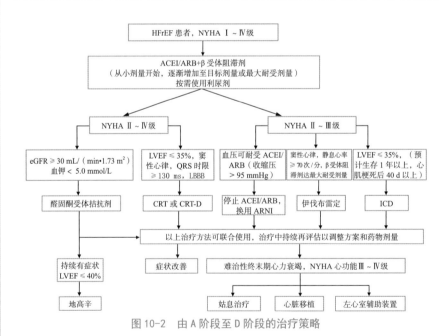

图 10-2 由 A 阶段至 D 阶段的治疗策略

病例点评

本例患者 BMI 48.4，体型属于极度肥胖；相关疾病发病危险性中度增加，肥胖诱导的心肌重构是导致心功能逐步恶化并最终发展为心力衰竭的关键因素。肥胖患者的心脏总血容量和心输出量增加，血液动力学改变，并且伴随以迷走神经张力降低而交感神经过度兴奋为主要特征的自主神经失衡；同时心脏周围的脂肪组织功能异常，促炎因子进入心肌组织；更重要的是，肥胖时心肌细胞脂质过量积累，脂毒性产物堆积，破坏了线粒体稳态，从而导致心肌重构，进而造成心功能逐步恶化并最终发展为心力衰竭。

有研究显示在射血分数降低型和保留型的心力衰竭患者中均存在"肥胖悖论"的现象，由于肥胖和心力衰竭之间的相互作用比较复杂，对于肥胖是否会增加心力衰竭患者的死亡风险，以及是否能够改善心力衰竭患者的预后，学术界尚存在一定的争议，目前还没有充分的证据支持这一假说，还有待进一步证实。

参考文献

1. 裴红红，潘龙飞，彭卓，等 . 中国急诊急性心衰单元建设与管理专家共识 . 实用休克杂志（中英文），2019，3（5）：301-305.

2. JAMALY S，CARLSSON L，PELTONEN M，et al. Heart failure development in obesity：underlying risk factors and mechanistic pathways. ESC Heart Failure，2021，8（1）：356-367.

3. 吴伏鹏，封启明 . 射血分数保留型心力衰竭发病机制的研究进展 . 医学综述，2020，26（22）：4467-4472.

4. CHIARA T D，TUTTOLOMONDO A，PARRINELLO G，et al. Obesity related changes in cardiac structure and function：role of blood pressure and metabolic abnormalities. Acta cardiolog ica，2020，75（5）：413-420.

5. SIEGEL R M，OSTFELD R J，ABOODI M S，et al. Relationship between extreme obesity and mortality in patients with reduced ejection fraction. Journal of Cardiovascular Medicine，2021，22（4）：279-284.

（郝晓庆）

011
肝素诱导血小板减少症 1 例

📋 病历摘要

患者，女性，55 岁。主因"确诊宫颈癌 2 年，少尿伴全身水肿 5 天"来诊。

患者 2018 年 8 月于外院诊断为宫颈癌，行宫颈癌切除手术，后行规律放疗、化疗。2020 年 2 月出现小便失禁，外院诊断为宫颈癌复发，宫颈癌肾转移，口服靶向药物甲磺酸阿帕替尼 0.25 g、1 次 / 日，约 2 个月后自行停药。2020 年 6 月 13 日出现少尿，每日尿量约 200～400 mL，伴全身水肿，颜面部为著，与活动无明显关系，无尿频、尿急、尿痛，无发热、腰痛，无心悸、气紧等不适，夜间可平卧位休息，为进一步诊治入住我科。患者此次发病以来，精神、食欲、睡眠差，小便如上所诉，大便正常，体重增加约 10 kg。

[既往史]　既往否认肝炎、结核、高血压病史，否认食物、药物过敏史。

[入院查体]　体温 36.6 ℃，脉搏 78 次 / 分，呼吸 20 次 / 分，血压 145/68 mmHg。全身皮肤水肿，中下腹可见长约 15 cm 手术瘢痕。双肺呼吸音粗，未闻及干、湿性啰音。心率 78 次 / 分，律齐。腹软，无压痛、反跳痛及肌紧张。双下肢重度水肿。病理征未引出。

[辅助检查]　血常规：WBC 4.83×10^9/L，Hb 91 g/L，PLT 107×10^9/L，NE 4.77×10^9/L；肾功离子：BUN 29.75 mmol/L，CREA 1466.91 μmmol/L，血钾 6.61 mmol/L；凝血未见明显异常；D-Dimer 517 ng/mL。

胸腹盆 CT 示双肺炎症、双侧胸腔积液、双侧肾盂输尿管扩张积水、子宫及附件术后改变、盆腔淋巴结增大。骨穿及风湿相关抗体、血小板相关抗体、血小板功能未见明显异常。

[诊疗经过]　①该患者宫颈癌肾转移病史，此次发病以无尿伴全身水肿为主要临床表现，入院化验肾功能明显异常，血钾偏高，胸腹盆 CT 示双侧肾盂输尿管扩张积水，考虑宫颈癌转移压迫双侧尿路所致。入院后患者进一步发展为无尿，肾功能进行性恶化，立即给予颈内静脉置管，并床旁血液透析替代治疗，透析中予依诺肝素抗凝，透析管路予普通肝素肝素化。②入院第 4 天，患者在超声科于超声引导下行双肾造瘘术，术后尿量逐渐增多，肾功能逐渐改善。③入院第 6 天，患者病情稳定，考虑可拔出颈内静脉置管，拔管前行颈部血管彩超示右侧颈内静脉置管管腔及管外多发血栓形成。向患者家属交代病情获得知情同意后给予依诺肝素抗凝治疗。④依诺肝素抗凝治疗 3 天复查血常规：WBC 3.7×10^9/L，Hb 81 g/L，PLT 13.0×10^9/L。请血管科会诊，考虑为"肝素诱导的血小板减少症

（hepanrin-induced thrombocytopenia，HIT）"，立即停止肝素类抗凝，并予阿加曲班 2 μg/（kg•min）泵入，每 4 小时监测凝血功能，调整 APTT 1.5 ～ 3 倍，抗凝 3 天后拔除颈内静脉置管，后续规律口服利伐沙班治疗。

病例分析

　　随着各种导管在临床中的应用日益普遍，导管相关性血栓的发生概率明显增高，其包括深静脉血栓形成、血栓性浅静脉炎、无症状血栓等。发生导管相关性血栓的危险因素：①患者的疾病状态，如恶性肿瘤、手术、长期卧床等，同一患者往往合并多重危险因素。恶性肿瘤是导致血栓形成的重要危险因素，尤其是患者接受手术治疗和化疗后。②导管管径问题，大管径、多腔导管有更高的血栓发生率，当导管管径越接近置管血管管径时血栓形成的风险越高。③与操作和治疗相关的危险因素，置管环节反复穿刺、推送导管会加重内膜损伤，增加血栓发生风险。④导管的材质也是影响因素之一。本例患者有恶性肿瘤病史，并行手术治疗及化疗，此次少尿合并全身水肿后行动不便，多种危险因素并存，发生导管相关性血栓的概率明显增高。

　　HIT 是在应用肝素类药物过程中出现的、由抗体介导的肝素不良反应，临床上以血小板计数降低为主要表现，可引发动静脉血栓形成，严重者甚至导致死亡。HIT 分为 Ⅰ 型和 Ⅱ 型。HIT Ⅰ 型为良性过程，通常发生在使用肝素后的 1 ～ 2 天，血小板计数可轻度降低，不会导致血栓或出血事件，在不停用肝素类药物的情况下可自行恢复，不需要停药和特殊处理。HIT Ⅱ 型为免疫相关性，其主要特征是血小板计数显著降低、伴 / 不伴有严重血栓栓塞风险。其中血栓形成及栓塞并发症是导致 HIT 患者死亡和病残的主要原因。HIT 的实验室检查证据包括血小板聚集实验、金黄色葡萄球菌 A 蛋白（staphylococal protein A，SPA）或 ELISA 法检测抗 H-PF4 抗体阳性。但是各种实验室检查的灵敏度高但特异性低，只能作为辅助诊断，所以 HIT 的诊断主要依赖于临床表现。本例患者血小板计数从基础值 107×10^9/L 下降至 13×10^9/L，下降程度＞ 50%，下降的时间在应用低分子肝素治疗后的第 3 天，入院后在血液透析过程中应用过依诺肝素及普通肝素，且未找到其他原因可以解释血小板下降。依据"4T's"诊断标准（表 11-1），应为 6 ～ 8 分，高度支持 HIT 诊断。

表 11-1 HIT 的临床评分标准（4T's 评分标准）

评分	血小板下降程度	血小板下降与肝素应用的时间关系	新发血栓形成	其他原因所致血小板下降
0	血小板较基础值下降＜ 30%，或绝对值下降＜ 10×10^9/L	＜4 天（无肝素应用史）	无新发血栓	明确有其他原因
1	血小板较基础值下降＜30%～50%，或绝对值下降＜ $10 \sim 19 \times 10^9$/L	＞10 天，或时间不详，或＜1 天（在过去 31～100 天内曾有肝素应用史）	现有血栓进展或可疑新发血栓（未确证）	可能有其他原因
2	血小板较基础值下降＞ 50%，或绝对值下降≥ 20×10^9/L	肝素接触后 5～10 天，或≤1 天（在过去 30 天内曾有肝素应用史）	确证新发血栓形成	明确无其他原因

注：0 ～ 3 分：低度可疑；4 ～ 5 分：中度可疑；6 ～ 8 分：高度可疑。

📋 病例点评

引起导管相关性血栓形成有许多危险因素，其中肿瘤尤其是合并手术和化疗患者，以及穿刺不当是非常重要的危险因素。因此，穿刺前要认真评估患者的疾病状态，要向患者及家属交代血栓形成的风险。穿刺技术要熟练掌握，穿刺时应严格无菌操作，定位要正确，体位要合适，避免反复穿刺。

引起血小板降低的因素有很多，除血液病、风湿、感染等疾病外，特别是有应用肝素类抗凝剂治疗的患者，要动态监测血常规、血管彩超、评估血栓形成风险，特别小心肝素诱导的血小板减少症的发生。

参考文献

1. 赵渝，刘光维，成芳，等.输液导管相关静脉血栓形成防治中国专家共识.中国实用外科杂志，2020，40（4）：377-383.

2. 中国医师协会心血管内科医师分会血栓防治专业委员会，《中华医学杂志》编辑委员会.肝素诱导的血小板减少症中国专家共识（2017）.中华医学杂志，2018，98（6）：408-417.

（陈凯林）

012
高钾血症行床旁临时起搏器安置 1 例

病历摘要

患者，男性，48 岁。2020 年 6 月 23 日出现气紧伴黄绿视，不伴发烧、咳嗽、咳痰，无头痛、头晕、恶心、呕吐，无腹痛、腹泻，就诊于县人民医院，急查化验 BNP 7109.95 pg/mL，钾离子 6.4 mmol/L，给予利尿等治疗效果欠佳，转入我科。

[既往史]　2 型糖尿病病史 13 年，皮下注射胰岛素，三餐前门冬胰岛素 12 U-12 U-12 U，睡前甘精胰岛素 16 U，未规律监测血糖，血糖控制效果欠佳；IgA 肾病 12 年，口服金水宝治疗后自行停药；扩张型心肌病，10 年口服地高辛、康欣、螺内酯、呋塞米、尼可地尔、布美他尼等治疗；2018 年诊断为冠心病，在某三甲医院行支架置入术。长期口服地高辛半片 / 日。

[入院查体]　体温 36.6 ℃，脉搏 46 次 / 分，呼吸 19 次 / 分，

血压 125/70 mmHg，SpO_2 78%。发育正常，营养中等，急性面容，气紧貌，查体合作，双肺呼吸音粗，可闻及明显散在湿性啰音，心率46次/分，律不齐，腹软，肝、脾肋下未触及，双下肢无明显水肿。

[实验室检查] 血气分析：pH 7.34，PCO_2 16 mmHg，PO_2 79.2 mmHg，SpO_2 89%；K^+ 6.4 mmol/L，Lac 4 mmol/L，BE -9 mmol/L；血常规：WBC 17.14×10^9/L，RBC 2.86×10^{12}/L，Hb 157.0 g/L，PLT 253.0×10^9/L；PCT 0.28 μg/L；PT 16.5 s，APTT 36.1 s，FIB 3.74 g/L；生化系列：血糖 17.8 mmol/L，BUN 10.9 mmol/L，CREA 136 μmol/L，Na^+ 129.00 mmol/L；K^+ 6.68 mmol/L；心肺四项：BNP 1498.2 pg/mL，MYO 266.73 pg/mL；尿常规：WBC 145 个/μL，RBC 1211 个/μL；地高辛浓度：2.31 pg/mL。

[初步诊断] 地高辛中毒，高钾血症，心律失常，间歇窦缓-窦停，扩张型心肌病，心功能不全Ⅲ级（NYHA 分级），急性肾功能不全，高血压（很高危）、冠心病、肺部感染、胸腔积液、2 型糖尿病、IgA 肾病。

[诊疗经过] ①因患者存在黄绿视，并且合并缓慢性心律失常，征求家属同意放置临时性起搏器（图 12-1）。

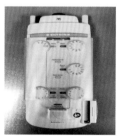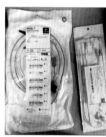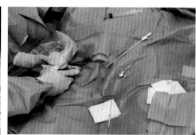

图 12-1 放置临时起搏器

②患者之前存在 IgA 肾病，长期口服利尿剂效果欠佳，此次就诊后查电解质提示高钾血症，因患者存在代谢性酸中毒，给予碳酸氢钠、50% 的葡萄糖和胰岛素、沙丁胺醇雾化治疗、呋塞米利尿、葡萄糖酸钙推注并口服环硅酸锆钠。③给予利尿剂和扩血管治疗，改

善患者存在的心力衰竭情况，效果欠佳，给予连续性肾脏替代治疗（continuous renal replacement therapy，CRRT）实行连续性静脉 – 静脉透析滤过（continuous veno-venous hemodiafiltration，CVVHDF），给予降钾、超滤过负荷的容量和清除洋地黄药物。25 日患者心电图恢复为窦性心律，26 号停止临时起搏器，29 日复查地高辛浓度恢复正常、血钾都在正常范围，未再出现心功能不全，30 日出院。

病例分析

地高辛中毒可以出现头痛、乏力、抑郁、恶心、呕吐、腹痛等症状，地高辛另外一个具有特色的中毒表现是对视觉的影响，教科书上描述的叫作"红视""绿视"，临床中很多患者描述的是会看到光晕，看到的物体外面都有一层淡淡的光。

地高辛等强心苷类药物通过抑制心肌细胞膜上的 Na^+-K^+-ATP 酶泵发挥作用，使细胞内钠浓度增加，进而通过钠 – 钙交换体增加细胞内钙浓度，通过与肌钙蛋白 C 结合增强心脏收缩力。钙浓度增加延长动作电位，增加迷走神经张力，减弱窦房结和房室结的传导，从而减慢心率。地高辛中毒最严重的表现主要体现在心律失常方面，包括规律的、不规律的，快速的、缓慢的心律失常，最常见的是室性期前收缩，也可以出现室性心动过速，甚至心室颤动；除了这些快速的心律失常，还能造成窦性停搏、房室传导阻滞等缓慢的心律失常，所以尽早发现十分重要。怀疑地高辛中毒后，需立即暂停服用地高辛，对于合并的低钾、低镁，需要积极纠正；对于合并的缓慢性心律失常，可以考虑应用阿托品和临时性起搏器；对于合并快速性心律失常，如室性心动过速等，可考虑应用利多卡因。

高血钾症对机体的主要威胁是心脏抑制，治疗原则是保护心脏，

笔记

迅速降低血钾。具体降钾措施如下。

1. 碳酸氢钠液（现证明无效）。之前认为血钾高，多半合并存在酸中毒，酸中毒纠正后可以纠正高钾血症，但是最近发现对于高钾血症使用碳酸氢钠无效，并不能降低血钾，仅是纠正酸中毒。

2. 静脉钙剂。钙离子从细胞内转移至细胞外，可能使心肌细胞膜静息电位与阈电位差距拉大，减少钾离子流出。无论是否出现心电图变化，只要血钾 > 6.5 mmol/L，都应给予静脉钙剂。用药方案：推荐使用 10% 葡萄糖酸钙 10 ～ 20 mL 加葡萄糖溶液，缓慢静脉注射。特别注意的是，静脉补钙虽可维持心肌膜电位稳定，但不能促进细胞外钾向细胞内转移或排出，另外，有心力衰竭者不建议同时使用洋地黄。

3. 胰岛素。胰岛素在促进葡萄糖转化成糖原的过程中，把钾离子带入细胞内，可以暂时降低血液中的钾离子的浓度。细胞膜上的钠 – 钾腺苷三磷酸酶和葡萄糖转运蛋白的丰度和活性通过独立的信号通路增加。用药方案：最常用的推荐方案是快速注射短效胰岛素。如果血糖 < 250 mg/dL，也应给予 25 g 葡萄糖（50 mL 的 50% 葡萄糖溶液）以抵消由于胰岛素给药引起的低血糖症。50% 葡萄糖溶液 50 mL+6 ～ 8 U 胰岛素 10 mL/h，检测血糖。

4. β_2 受体激动剂（最有效的）。沙丁胺醇激活 Na^+-K^+-ATP 酶系统，从而促进钾离子转运进细胞内。由于使用的高剂量和潜在的 β_1 受体刺激，患者可能会出现心动过速。不幸的是，不是所有的患者都因为同时使用非选择性 β 受体阻滞剂而对治疗做出反应。抵抗治疗的机制是未知的。因此，沙丁胺醇不应该被用作紧急高钾血症的单一疗法。推荐使用方案：沙丁胺醇 10 ～ 20 mg 雾化吸入，20 分钟起效，持续 90 ～ 120 分钟。

笔记

5. 利尿剂。利尿剂通过抑制肾小管髓袢厚壁段对氯化钠的主动重吸收，管腔液 Na^+、Cl^- 浓度升高，而髓质间液 Na^+、Cl^- 浓度降低，使渗透压梯度差降低，肾小管浓缩功能下降，从而导致 Na^+、Cl^- 排出体外。呋塞米、托拉塞米、依他尼酸、布美他尼等利尿剂都有助于钾的排泄。然而，值得注意的是，虽然利尿剂可引起容量耗竭，导致远端肾血流量和钾排泄减少，但容量扩张者可获益。

6. 聚磺苯乙烯（sodium polystyrene sulfonate，SPS）。SPS 是一种阳离子交换聚合物，除了钙、铵和镁等其他阳离子之外，还可以交换钠、钾。由于 SPS 还含有相当数量的钠，因此患有充血性心力衰竭、水肿和严重高血压等的患者应谨慎使用。其在结肠中是最有效的，pH 水平高于上胃肠道。通过口腔或作为灌肠剂使用 15 ～ 30 g，30 g 大约可以下降 1 mmol/L。

7. 环硅酸锆钠。环硅酸锆钠是一种不溶于水、不被吸收的钾离子结合剂，适用于治疗成人高钾血症。环硅酸锆钠采用创新离子捕获技术，对钾离子具有高选择性，因而具有更快的起效时间与更好的耐受性。无论何种潜在高钾血症诱因，且无论年龄、性别、种族、是否有共病或是否联合使用肾素 – 血管紧张素 – 醛固酮系统抑制剂，环硅酸锆钠均可降低患者血钾水平并将其维持在正常水平。在全球高钾血症患者的临床试验和中国药效学研究中，已对其疗效与安全性进行了广泛的证实。

8. 血液透析。

📋 病例点评

患者因患有扩张型心肌病，长期口服地高辛，并且存在 IgA 肾病 12 年，此次出现黄绿视，考虑地高辛中毒，因为肾小球滤过率下降，地高辛蓄积出现上述情况，并且地高辛中毒已经影响到患者心率，导致出现间歇窦缓－窦停，所以结合患者合并存在高钾血症，在临时起搏器的保障下，给予 CVVHDF 血液净化治疗，在降低身体内地高辛及血钾的浓度情况下，适当的脱水改善心功能不全。

临时起搏器置入技术是急诊必备技术，在患者心率出现问题时，可以通过置入临时起搏器保证后期治疗的平稳进行。

参考文献

1. 李颖慧, 郝立志. 41 例地高辛中毒的临床特点及影响因素分析. 首都食品与医药, 2020, 27 (20): 59-61.

2. 戴烨. 临床药师参与 1 例地高辛过量中毒救治的病例分析. 现代医药卫生, 2020, 36 (2): 307-310.

3. 宋红梅, 陈建林, 潘浩泉, 等. 血液灌流串联血液透析抢救大剂量地高辛中毒 1 例. 临床急诊杂志, 2010, 11 (4): 253.

4. 龚娅, 何宗忠, 王晓冬, 等. 自制混合血浆在血浆纠正试验中的临床应用初探. 检验医学与临床, 2015, 12 (16): 2357-2361.

5. 白婵, 尚进, 康冬, 等. 环硅酸锆钠散对慢性肾脏病高钾血症患者短期降钾效果的临床观察. 中华医学杂志, 2020, 100 (38): 2997-3000.

（刘铮）

013
华法林过量致口腔出血 1 例

病历摘要

患者，男性，79 岁。主因"口腔出血 2 日余"入院。

患者 2020 年 5 月 31 日夜间进食晚餐时出现口腔出血，鲜红色，量约 5 mL，不伴头痛、头晕，无发热、咳嗽、咳痰、恶心、呕吐、腹痛、腹泻等不适，就诊于当地医院。化验血常规：WBC 9.06×10^9/L，RBC 4.13×10^{12}/L，Hb 131.0 g/L，PLT 112.0×10^9/L。凝血功能：PT 81.3 秒，INR 13.51。给予止血等治疗（具体不详），效果差。

[既往史] 房颤病史 1 年，口服华法林 1.25 mg/d，未定期监测凝血功能。

[入院检查] 凝血功能：PT 测不出，APTT 121.2 秒。凝血因子 IX：2.90%。

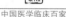

[诊疗经过]　右侧舌体中部可见黏膜损伤及大量渗血。考虑为华法林过量引起的凝血功能异常，给予维生素 K₁ 及人凝血酶原复合物病因治疗及矛头蝮蛇血凝酶局部外敷，患者舌体出血逐渐减少至停止出血。次日化验凝血功能：PT 15.4 秒，INR 1.16。

病例分析

该患者为老年男性，房颤病史 1 年，口服华法林 1.25 mg/d，未定期监测凝血功能，外院化验凝血功能示 PT 81.3 秒，INR 13.51。考虑为华法林过量引起的凝血功能异常。

急性出血性凝血功能障碍在急诊和 ICU 较常见，需要及时明确诊断和分析病因。口服抗凝药物是导致急性凝血功能障碍的常见原因。随着血栓栓塞性疾病发生率逐渐增高，口服抗凝药物的应用越来越广泛，一项欧洲研究显示当地 9% 的急诊患者使用了口服抗凝药物。常用口服抗凝药物包括维生素 K 拮抗剂（vitamin K antagonist，VKA）和直接口服抗凝药（direct oral anticoagulant，DOAC）。VKA（如华法林）通过抑制维生素 K 依赖的凝血因子Ⅱ、Ⅶ、Ⅸ、Ⅹ的合成发挥抗凝血作用；DOAC 主要包括Ⅱa因子抑制剂（如达比加群）和Ⅹa因子抑制剂（利伐沙班、阿哌沙班），通过直接抑制对应凝血因子活性发挥抗凝作用。口服抗凝药物存在出血风险，使用华法林预防房颤血栓形成的出血风险为 1.0%～3.8%/（人·年），DOAC 治疗深静脉血栓栓塞症的大出血风险为 1.2%～2.2%/（人·年）。

血栓栓塞性疾病的长期抗凝治疗一直是临床中的重要问题。尽管新型抗凝药物研发取得了重要的进展，并已经或即将上市，但是华法林作为最古老的口服抗凝药物仍然是需要长期抗凝治疗患者的最常用药物，包括静脉血栓栓塞性疾病的一级和二级预防、房颤血

笔记

栓栓塞的预防、瓣膜病、人工瓣膜置换术和心腔内血栓形成等。华法林在上述领域积累了大量的临床证据，目前全球有数百万患者在使用华法林。非瓣膜病房颤研究荟萃分析显示，华法林可使卒中的相对危险度降低 64%，全因病死率显著降低 26%。

华法林的有效性和安全性同其抗凝效应密切相关，而剂量 – 效应关系在不同个体有很大差异，因此必须密切监测以防止过量或剂量不足。PT 反映凝血酶原、因子Ⅶ、因子 X 的抑制程度。在华法林治疗最初几天内，即主要反映半衰期为 6 小时的凝血因子Ⅶ的减少。随后，PT 主要反映凝血因子 X 和因子Ⅱ的减少。华法林抗凝强度的评价采用 INR，INR 是不同实验室测定的 PT 经过实验室敏感指数校正后计算得到的。因此，不同实验室测定的 INR 具有可比性。

华法林最佳的抗凝强度为 INR 2.0 ～ 3.0，此时出血和血栓栓塞的危险均最低。不建议低强度 INR ＜ 2.0 的抗凝治疗。对静脉血栓栓塞性疾病和房颤患者进行的低强度抗凝与标准强度抗凝比较的临床随机对照研究很少。大规模的病例对照研究提示 INR ＜ 2.0 时房颤并发卒中的危险明显增加。

根据 2012 年美国胸科医师学会（American College of Chest Physicians，ACCP）和 2018 年美国血液学协会（American Society of Hematology，ASH）的指南建议：INR ＞ 10 但无出血，停用华法林，同时口服 2.5 ～ 5 mg 维生素 K。每日或隔日监测 INR，必要时重复给予口服维生素 K。当 INR 降至治疗范围时，以较低的维持剂量重新使用华法林。INR 介于 4.5 ～ 10 但无出血时，停用华法林，同时给予或不给予小剂量口服维生素 K（1 ～ 2.5 mg）。INR ＜ 4.5 且无出血，停用华法林或稍微减少维持剂量，密切监测 INR。

病例点评

维生素 K 是合成 Ⅱ、Ⅶ、Ⅸ 和 Ⅹ 因子不可缺少的辅酶，谷氨酸残基在转变为 γ-羧基谷氨酸的过程中，需要维生素 K 依赖的 γ-谷氨酰羧化酶，因此这些凝血因子称为维生素 K 依赖性促凝物。肝功能损害时，维生素 K 的摄入和肠道合成都可能存在问题，因此补充维生素 K 是合理的。华法林是维生素 K 拮抗剂，其相关出血可用维生素 K 治疗。

凝血酶原复合物（prothrombin complex concentrate，PCC）包括活化凝血酶原复合物（activated prothrombin complex concentrate，aPCC）和未活化凝血酶原复合物（3 因子 PCC 和 4 因子 PCC）。aPCC 是至少含有 1 种活化凝血因子的 PCC。尚无高质量证据支持 aPCC 用于治疗 DOAC 相关出血。但是，对于达比加群相关出血，如果没有艾达司珠单抗，可以使用Ⅷ因子旁路活性抑制剂（factor Ⅷ inhibitor-bypassing activity，FEIBA），起始剂量为 50 U/kg。

未活化 PCC 是从血浆中提纯的凝血因子和抗凝物的浓缩物，含有高水平的凝血因子。3 因子 PCC 含因子 Ⅱ、Ⅸ 和 Ⅹ；4 因子 PCC 含因子 Ⅱ、Ⅸ、Ⅹ 和 Ⅶ。PCC 可用于 PT 或 APTT 显著延长（超过 2 倍正常上限）的出血患者的治疗，特别是当容量负荷过重不适合用新鲜冰冻血浆时。比如，对于 INR > 2 的华法林相关的严重出血，建议使用 4 因子 PCC 来快速逆转华法林效应。同时根据 INR 决定剂量，INR > 6 的患者一般用 50 U/kg，在给予 PCC 30 分钟后复查 PT/INR。需要指出，PCC 缺乏部分重要凝血因子（因子 Ⅴ），因此只能部分纠正凝血障碍。

急性凝血功能障碍是一系列病因导致的凝血功能受损。通过

笔记

临床表现和实验室检查可以发现凝血功能障碍，而新型分子标志物有助于早期识别凝血功能障碍。不同病因的凝血功能障碍发病机制不同，消除病因是治疗急性凝血功能障碍的基石。抗纤溶药物、口服抗凝药逆转药物和血液成分治疗是常用的治疗措施。

参考文献

1. ESCHLER C M，WOITOK B K，FUNK G C，et al. Oral anticoagulation in patients in the emergency department：high rates of off-label doses，no difference in bleeding rates. Am J Med，2020，133（5）：599-604.

2. GOMES T，MAMDANI M M，HOLBROOK A M，et al. Rates of hemorrhage during warfarin therapy for atrial fibrillation. CMAJ，2013，185（2）：121-127.

3. PALARETI G. Direct oral anticoagulants and bleeding risk（in comparison to vitamin K antagonists and heparins），and the treatment of bleeding. Semin Hematol，2014，51（2）：102-111.

4. WITT D M，NIEUWLAAT R，CLARK N P，et al. American society of Hematology 2018 guidelines for management of venous thromboembolism：optimal management of anticoagulation therapy. Blood Adv，2018，2（22）：3257-3291.

5. NAIDECH A M，MAAS M B，LEVASSEUR-FRANKLIN K E，et al. Desmopressin improves platelet activity in acute intracerebral hemorrhage. Stroke，2014，45（8）：2451-2453.

（李凌飞）

014
获得性血友病 1 例

病历摘要

患者，女性，54 岁。主因"诊断获得性血友病半月余，右下肢疼痛 4 天"急诊入院。

患者 2019 年 3 月 26 日因血尿就诊我院血液科门诊行凝血因子测定，凝血因子Ⅷ 9.3%，凝血因子Ⅸ 88.3%，凝血因子抑制物（FⅧⅠ）定量 1.55 BU/mL，考虑获得性血友病，3 月 28 日就诊我院风湿科，行相关检查诊断为"结缔组织病？获得性血友病"，建议血液科就诊，未诊治。4 月 16 日开始出现右小腿肿胀，伴疼痛、淤斑，逐渐加重，不伴呕血、黑便、鼻出血、牙龈出血等不适。

[既往史] 1988 年诊断为"肠结核"，抗结核治疗 6 年；2010 年因肝血管瘤行介入手术治疗；否认食物、药物过敏史。

笔记

[入院查体] 体温 36.3 ℃，呼吸 94 次／分，脉搏 20 次／分，血压 116/67 mmHg。神志清楚，查体合作。贫血貌，四肢可见散在出血点及淤斑，全身浅表淋巴结未触及肿大。唇无发绀，双肺呼吸音清，未闻及干、湿性啰音。心率 94 次／分，律齐，各瓣膜听诊区未闻及病理性杂音。腹软，无压痛及反跳痛，肝、脾肋下未触及。右下肢及足部重度肿胀，局部皮温增高，可见散在淤斑，有触痛，可触及足背动脉搏动。

[辅助检查] 血常规：WBC 9.12×10^9/L，Hb 67 g/L，PLT 192×10^9/L，CRP 26.76 mg/L；尿常规：尿潜血（＋＋），镜检红细胞 13 个；凝血功能：PT 15.9 秒，FIB 2.15，APTT 80.7 秒，APTT-R 2.6，D-Dimer 1222 ng/mL；凝血因子测定：凝血因子Ⅷ（FⅧ）4.7%，凝血因子Ⅸ（FⅨ）176.3%，凝血因子抑制物定量（FⅧⅠ）3.6 BU/ML。

软组织彩超：右下肢软组织水肿增厚，组织间隙可见多发条带样液性暗区反射，多发低回声区（血肿可能），较大范围位于胫前（范围 11.8 cm × 1.3 cm）。

[初步诊断] 获得性血友病。

[治疗过程] 给予止血药物（酚磺乙胺、血凝酶），输注成分血（冷沉淀凝血因子 8 U、去白悬浮红细胞 2 U、冰冻血浆 200 mL、病毒灭活冰冻血浆 400 mL），补充凝血因子Ⅷ｛需要剂量（IU）＝体重（kg）× 凝血因子Ⅷ期望升高值（IU/dL 或 %）× 0.5[（IU/kg）或（IU/dL）]｝，保护胃黏膜、补液、对症支持等治疗。

病例分析

血友病为一组遗传性凝血功能障碍的出血性疾病，其共同的特征是活性凝血活酶生成障碍，凝血时间延长，终身具有轻微创伤后出血倾向，重症患者没有明显外伤也可发生"自发性"出血。其分型有先天性血友病和获得性血友病两大类。

1. 先天性血友病

（1）血友病 A（血友病甲，hemophilia A，HA），即凝血因子Ⅷ促凝成分（Ⅷ：C）缺乏症，也称 AGH 缺乏症，性联隐性遗传，女性传递，男性发病，较为常见；血友病 B（血友病乙），即凝血因子Ⅸ缺乏症，凝血活酶成分 PTC 缺乏症，性联隐性遗传；血友病 C（血友病丙），即凝血因子Ⅺ（F Ⅺ）缺乏症，凝血活酶前质缺乏 PTA 症，为常染色体不完全隐性遗传。三型共同特点：终身在轻微创伤后发生长时间出血。

（2）临床表现。①皮肤、黏膜出血：皮下组织、口腔、牙龈黏膜为出血好发部位，幼儿亦常见于头部轻微撞伤后出血和血肿。②关节积血是血友病最常见的临床表现之一，多见于膝关节，其次为踝、腕、肘、肩关节等处。③肌肉出血和血肿。④创伤或手术后出血。⑤其他部位出血，血肿压迫神经。

（3）主要治疗方案。止血、补充凝血因子（因子Ⅷ和因子Ⅸ制剂，冷沉淀物，凝血酶原复合物，输血浆或新鲜全血）。

2. 获得性血友病

获得性血友病 A（acquired hemophilia A，AHA）是以循环血中出现抗凝血因子Ⅷ（CF Ⅷ）的自身抗体为特征的一种自身免疫性疾病。疾病特点：既往无出血史和无阳性家族史的患者出现自发性出血或手术、外伤或侵入性检查时发生异常出血。发病最常见原因是自身免疫性疾病，此外还有妊娠后出现 F Ⅷ自身抗体、恶性肿瘤、药物反应（青霉素及其衍生物）、皮肤疾病等多种原因，近年来确认手术可能是 AHA 的促发因素。

（1）临床表现。主要为突然发生的自发性出血，以软组织血肿、肌肉内出血、广泛皮下淤斑、胃肠道和泌尿生殖道出血为主，与 HA 不同，AHA 患者较少有关节出血，可出现消化道大出血、腹膜后出血、咽喉旁血肿和颅内出血等致命性出血。

（2）实验室检查。①抑制物筛选，采用 APTT 纠正试验，即正常血浆和患者血浆按 1 : 1 混合后，分别于即刻和 37 ℃孵育 2 小时测定 APTT，与正常人和患者本身的 APTT 检测结果进行比较，若不能纠正应考虑可能存在抑制物。②凝血因子活性检测，APTT 延长或具有 AHA 典型特征的患者应检测 F Ⅷ、F Ⅸ、F Ⅺ、F Ⅻ活性。出现单一 F Ⅷ活性（F Ⅷ：C）降低提示可能为 AHA。少数患者上述内源性凝血因子活性均降低，可能为抑制物消耗底物血浆中 F Ⅷ所致。将患者血浆稀释后再检测相应凝血因子活性水平，F Ⅷ：C 变化不大，其他凝血因子活性逐渐升高，既往无出血史（尤其是老年人或分娩后妇女）。确诊依赖于实验室检查，自发性出血或在手术、外伤或其他侵入性检查时发生异常出血，或不能解释的单纯活化的 APTT 延长考虑诊断为 AHA。

（3）鉴别诊断。①血友病 A 伴抑制物，多有自幼反复发作的自发性出血史，以肌肉和关节出血、关节畸形为特点；多有家族出血史；符合 X 连锁隐性遗传规律，血友病 A 患者产生的同种抗体可完全灭活 F Ⅷ，无残余 F Ⅷ：C，临床表现为输注相同剂量、既往有效的 F Ⅷ制剂后，止血效果不佳。②狼疮抗凝物，由于对磷脂的抑制作用，狼疮抗凝物可导致体外试验中凝血因子减少的假象，有非时间依赖性，延长的 APTT 不能被正常血浆纠正，而补充外源磷脂能缩短或纠正，可进一步通过各种依赖磷脂的试验予以证实。

（4）治疗原则包括止血和清除抑制物。

①止血：一旦确诊，应该立即采取措施防止发生大出血。考虑止血治疗潜在的不良反应，尤其是伴发并发症的老年患者，应仔细权衡治疗的风险，采取个体化治疗措施，对于皮肤斑痕患者，可采取密切观察而不需要特殊的治疗。对于腹膜后和咽后间隙出血、伴或不伴筋膜室综合征的肌肉出血、颅内出血、胃十二指肠出血、肺出血和术后出血，以及严重的血尿和多部位出血，应予积极止血治疗。

FⅧ抑制物的旁路治疗：一线止血药物，人重组活化凝血因子Ⅷ（recombinant factor Ⅷ a，rF Ⅷ a）和 aPCC（目前我国无）。rF Ⅷ a 推荐剂量为 90 μg/kg 每 2 ～ 3 小时静脉注射 1 次，直至出血控制。

②抑制物清除：一线方案，糖皮质激素单用 [泼尼松 1.0 mg/（kg•d）]、糖皮质激素联合环磷酰胺 [1.5 ～ 2.0 mg/（kg•d）]；二线方案，利妥昔单抗单用或联合糖皮激素的替代治疗方案，硫唑嘌呤、长春新碱和环孢素等。

📋 病例点评

AHA 在临床上罕见，可发生于任何年龄段，但多见于 60 岁以上老年人，约 50% 患者既往体健，无原发疾病可循。最常见病因为自身免疫性疾病，其次为妊娠与分娩，老年人多继发于恶性肿瘤，其他常见病因有青霉素及相关衍生物用药史，但上述疾病导致获得性血友病的机制尚不清楚。本病例中患者无明显诱因出现皮下出血，既往无出血史及明显阳性家族史，实验室检查发现 APTT 延长，凝血因子Ⅷ、凝血因子Ⅸ活性下降，考虑血友病不除外，为明确此例患者属于先天性血友病还是获得性血友病，进一步检查发现凝血因子抑制物存在，结合症状、体征及相关实验室检查，获得性血友病诊断明确。本病一经确诊，应该在积极治疗原发病的基础上预防大出血的发生，同时积极予以止血治疗。

参考文献

1. 丁秋兰，王学锋，王鸿利，等．血友病诊断和治疗的专家共识．临床血液学杂志，2010，23（1）：49-53.

2. 中华医学会血液学分会血栓与止血学组，中国血友病协作组．血友病治疗中国指南（2020年版）．中华血液学杂志，2020，41（4）：265-271.

3. 葛均波，徐永健，王辰．内科学．9版．北京：人民卫生出版社，2018.

4. 陈灏珠，林果为，王吉耀．实用内科学．15版．北京：人民卫生出版社，2017.

（董莎）

015 急性地高辛中毒 1 例

病历摘要

患者，男性，34 岁。主因"误服地高辛 2 天"入院。

2021 年 1 月 30 日 20 时误服地高辛 100 片（0.25 mg），当晚出现恶心、呕吐、纳差，呕吐物为无色液体，无发热、腹痛、腹泻、呕血、黑便，1 月 31 日出现视物模糊，双眼黄视、绿视，同时自觉四肢酸痛、无力，由卧位至坐位时出现双眼发黑、头晕，无视物旋转、意识丧失、肢体抽搐，自觉呕吐、头晕持续存在不缓解，于 2 月 1 日 12 时就诊于我科。

[既往史] 精神分裂症病史 5 年，平素规律口服利培酮 3 片 / 日。

[入院查体] 体温 36.5 ℃，脉搏 70 次 / 分，呼吸 20 次 / 分，血压 100/50 mmHg。神志清楚，查体合作，全身浅表淋巴结未触及

肿大，双侧瞳孔等大等圆，直径约 2.5 mm，光反射灵敏，双肺呼吸音粗，未闻及干、湿性啰音，心率 70 次 / 分，律齐，各瓣膜听诊区未闻及杂音，腹软，全腹无压痛及反跳痛，肠鸣音 3 次 / 分，双下肢无水肿，四肢肌力、肌张力正常，脑膜刺激征（−），双侧巴氏征（−）。

[辅助检查]　血常规：WBC 26.22×10^9/L，RBC 5.95×10^{12}/L，Hb 199.0 g/L，HCT 0.5540 L/L，PLT 403×10^9/L；PCT 0.66 ng/mL；肝肾功能：BUN 20.10 mmol/L，CREA 307.00 μmol/L；AST 71.40 U/L；钠 125 mmol/L，钾 4.58 mmol/L，氯 83 mmol/L；CK 755 U/L，CK-MB 103.10 U/L，LDH 551 U/L；葡萄糖 6.52 mmol/L；心肺四项：Myo 322.86 ng/mL，超敏肌钙蛋白 I 10.43 ng/mL，BNP 268.03 pg/mL；地高辛血药浓度 18 ng/mL。

心电图示窦性心律，心率 74 次 / 分，PR 间期 245 毫秒，I 度房室传导阻滞。

[入院诊断]　急性地高辛中毒，I 度房室传导阻滞，肾功能异常，低钠低氯血症，精神分裂症。

[诊疗经过]　入院后给予补钠、补钾、极化液、血液净化、抗感染、补液等治疗。2 月 1 日 15 时出现心率下降，40 ～ 50 次 / 分，患者诉头晕明显，心电图示 II 度 II 型房室传导阻滞，立即给予床旁置入临时心脏起搏器，设定心率 60 次 / 分。18 时留置股静脉置管，行床旁血液灌流，2 月 2 日复查地高辛血药浓度 4.49 ng/mL，给予床旁血浆置换，置换量 2000 mL。复查肾功正常，肌酸激酶、肌酸激酶同工酶、肌红蛋白、肌钙蛋白较前下降；2 月 3 日复查地高辛血药浓度 2.74 ng/mL，2 月 4 日复查地高辛血药浓度 1.75 ng/mL，拔除股静脉置管，患者乏力、肌肉酸痛、黄视、绿视、视物模糊较前好转；2 月 5 日复查地高辛血药浓度 1.03 ng/mL。2 月 6 日心电图示心率 73 次 / 分，PR 间期 214 毫秒，拔除心脏临时起搏器。

病例分析

患者为中年男性，既往精神分裂症病史，长期口服利培酮片。此次主因"误服大量地高辛（25 mg）2 天"入院，诊断明确，临床表现为视觉症状包括黄视、绿视、视物模糊、畏光，消化道症状包括恶心、呕吐、腹泻、纳差，心血管表现为心率减慢、头晕，此外还有肌肉酸痛，化验示肌钙偏高、肌酶高。治疗主要包括临时心脏起搏、血液净化及纠正电解质紊乱。

患者入院 3 小时后出现心率下降，最低 40 次 / 分，表现出头晕症状，给予置入床旁临时起搏器，由右侧颈内静脉入路，置入右心室，图 15-1 为入院时心电图，表现为Ⅱ度Ⅱ型房室传导阻滞，图 15-2 为起搏器到达右心室心尖部的心电图，表现为起搏信号之后出现宽大的 QRS 波，且Ⅱ、Ⅲ及 aVF 导联主波向下，图 15-3 为置入起搏器 1 天后的心电图，PR 间期为 266 毫秒，图 15-4 为出院时心电图，PR 间期恢复正常。

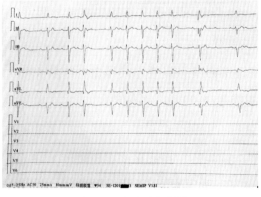

图 15-1　入院时心电图

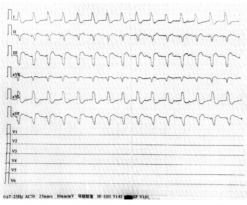

图 15-2 起搏器到达右心室心尖部心电图

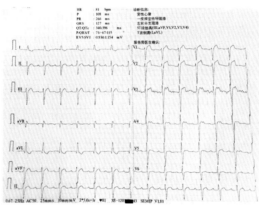

图 15-3 置入起搏器 1 天后心电图

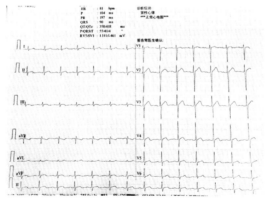

图 15-4 出院时心电图

该患者入院后第一时间完善地高辛血药浓度检查，结果远高于正常上限，考虑患者已服药2天，立即给予床旁血液净化治疗。地高辛分子量为780 D，口服吸收快，吸收率为60% ～ 75%，半衰期为1.5 ～ 1.7天，吸收后20% ～ 25% 与血浆蛋白结合，主要经肾脏代谢。血液透析时透析器的透析膜对小分子（＜500 D）溶质清除有效，对中分子（600 ～ 1500 D）溶质的清除率欠佳，故不选用血液透析。而血液灌流主要是借助体外循环，通过吸附剂吸附作用清除体内毒物，进而解除毒性，其优点在于具有广谱的清除效应，对脂溶性毒物有较好的清除作用，而且对血液中游离的毒物也具有清除作用。该患者入院后5小时行床旁血液灌流，入院第2日复查地高辛血药浓度4.49 ng/mL，较入院时18 ng/mL下降一半以上，提示灌流有效。此外，血浆置换是将患者的血浆分离出来，输入正常人的血浆，通过置换血浆以清除患者血浆中的异常成分及与血浆蛋白结合的毒物，地高辛与血浆蛋白结合率高，置换血浆可以除去体内与血浆蛋白结合的洋地黄。该患者入院第二天给予床旁血浆置换，第3天复查血药浓度为2.74 ng/mL，提示血浆置换有效。此后未再行血液净化，第4日复查地高辛血药浓度为1.75 ng/mL，已达到正常水平。

病例点评

地高辛属洋地黄类药物，其中毒机制是严重抑制心肌细胞膜和肾脏 Na^+ - K^+ - ATP 酶的活性，使细胞内 Na^+ 水平升高，K^+ 浓度降低，促进 Na^+ - Ca^{2+} 交换，造成心脏潜在起搏点自律性增高，直接抑制房室传导阻滞，诱发频发室性期前收缩、室性心动过速、房室传导阻滞等严重心律失常。治疗包括纠正心律失常、及时除颤、心脏起搏。该例患者入院心电图主要表现为高度房室传导阻滞，给予心脏起搏及血液净化治疗以后，患者恢复正常心律，拔除心脏临时起搏器。

此外，急性药物中毒为急诊科常见病例，主要治疗方法包括特效解毒剂、促排、对症支持等。一般来说，服用药物6小时内尚可通过洗胃排除胃内毒物，6小时后主要通过血液净化排除毒物。血液净化可以通过清除体内毒物，减轻毒物对器官功能的损害，维护、支持及替代重要器官功能，在急性药物中毒中起重要作用。临床选择不同的血液净化治疗急性重症中毒主要取决毒物的分子大小、蛋白结合力及分布容积等。该病例中地高辛属于中分子、脂溶性毒物，给予血液灌流联合血浆置换，临床效果明显。

参考文献

1. 朱卉莉，胡欣欣，常红敏. 血液灌流联合血浆置换治疗大剂量地高辛中毒1例. 医学食疗与健康，2020，18（24）：196.

2. 周浩粤，陈瑞滔，方旭成. 地高辛中毒122例临床回顾性分析. 黑龙江医药，2018，31（2）：286-289.

3. 晏丽，王永义，叶绿素. 急性大剂量地高辛中毒1例. 现代医药卫生，2018，34（4）：635-637.

（王彩科）

笔记

016
急性肝脓肿 1 例

病历摘要

患者，男性，39 岁。主因"发热、呕吐 34 小时，加重伴意识障碍 5 小时"入院。

患者 2019 年 10 月 10 日饮酒受凉后于 13 时左右开始出现发热，体温最高 39.5 ℃，伴腰困、乏力、畏寒、寒战，感恶心，呕吐 7～8 次，呕吐物为胃内容物，腹泻 2 次，为黄色稀水样便，不伴腹痛，无尿频、尿急、尿痛，无头晕、头痛，无咳嗽、咳痰、咯血，无胸憋、胸痛，无气紧、呼吸困难，无肩背部放射痛、意识障碍等，自行口服退热药及阿莫西林抗感染治疗，效果欠佳。遂于 10 月 11 日就诊于社区医院，给予退烧针（具体不详）无好转，后就诊于太原市某医院，化验血常规：WBC 13.2×10^9/L，RBC 4.69×10^9/L，Hb 151 g/L，PLT

139×10^{12}/L，NE% 86.3%。完善检查过程中出现呼吸急促，全身抽搐、意识模糊，于急诊科行对症治疗（具体不详），未见好转，10月11日23时左右转入我院急诊。

[诊疗经过] 给予抗感染、保肝、有创呼吸机辅助通气、镇静、对症支持等治疗，于10月12日转入ICU，行上腹部增强CT（图16-1）示肝左叶片状低密度影（范围约3.48 cm×3.81 cm），考虑肝脓肿，肝左叶囊肿。

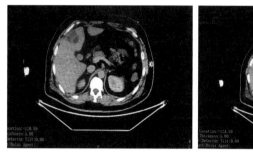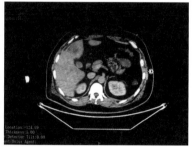

图 16-1 上腹部增强CT

行超声引导下肝脓肿穿刺置管术，抽取液体送细菌培养，结果回报为克雷伯杆菌（++）。

给予伏立康唑、利奈唑胺联合美罗培南抗感染、保肝、补充白蛋白等治疗，患者病情得到有效控制，治愈后出院。

病例分析

该患者为青年男性，既往体健，本次以高热伴畏寒、寒战伴恶心、呕吐起病，发病时右下腹压痛阳性，院外腹部超声提示肝脓肿，后期出现意识障碍，多器官功能受累，考虑为感染引起的脓毒症，随时可能因感染性休克、呼吸循环衰竭、多脏器功能衰竭及其他不可预知的风险危及生命。在抗感染及对症支持治疗的同时进一步完善

腹部增强 CT 检查，回报为肝左叶片状低密度影（范围约 3.48 cm×
3.81 cm），考虑肝脓肿、肝左叶囊肿。行超声引导下肝脓肿穿刺置管术，
抽取液体送细菌培养，结果回报为克雷伯杆菌（++）。

肝脓肿为急诊科常见的疾病，临床症状常不典型，其主要的
临床症状为发热、寒战、腹痛、恶心及呕吐等全身毒性反应，均
为非特异性症状，实验室检查常提示 WBC、中性粒细胞百分比及
CRP 等感染指标水平升高，体格检查腹部压痛及肝区叩痛不明显。
有研究表明，肺炎克雷伯菌为肝脓肿的主要致病菌。寻找病原体的
途径为细菌培养，在经验性应用抗菌药物之前，先采用细针吸取或
脓肿引流来获得脓液或血液标本进行细菌培养。

细菌性肝脓肿（pyogenic liver abscess，PLA）是细菌经胆道逆行、
门脉系统和全身血液循环等途径造成的感染性疾病。细菌性肝脓肿
的病因主要是病原菌经胆道或其他途径致使肝脏感染，当胆道出现
炎症或梗阻（如胆结石、胆管炎）时，可导致胆汁引流不畅，短期
内可在胆管中狭小的空间内造成高压，并为细菌的快速增生创造生
长环境和条件，从而加大了肝脏内部出现脓肿的可能性。研究表明，
约 37% 细菌性肝脓肿患者伴有胆道疾病，约 35% 细菌性肝脓肿患者
伴发糖尿病。

病例点评

肺炎克雷伯菌作为肠杆菌科的成员之一，是引起社区和医院获
得性感染中发挥不可忽视作用的潜在病原体，目前已成为仅次于大
肠埃希菌的第二大致病菌，可使免疫功能受损的患者发生肺炎、尿
路感染、菌血症和脑膜炎等多种感染。在过去的 20 年中，在健康和

免疫力低下的人群中出现了一种与普通肺炎克雷伯菌不同的肺炎克雷伯菌，即伴有高黏液表型的新高毒力肺炎克雷伯菌，可使健康的年轻个体发生肝脓肿等侵袭性感染，并可从原发感染部位通过血流播散侵袭到全身的其他器官，一旦发生侵袭性播散，患者常伴有严重且不可逆的难治性的后遗症。据统计，由肺炎克雷伯菌所致的细菌性肝脓肿占肝脓肿的43%～66%，患者常表现为发热、寒战、肝大及肝区疼痛等全身毒性反应，还可出现肝外侵袭综合征，甚至并发血流感染。肝脓肿患者的中毒症状严重，若脓肿引流不彻底，抗菌药物使用不及时，患者通常难以治愈，严重威胁患者的健康甚至生命，因此临床工作者应高度重视。

目前，肺炎克雷伯菌发挥致病性的主要毒力因子为荚膜、脂多糖和铁载体。其中，K1和K2血清型是高毒力肺炎克雷伯菌最常见的荚膜血清型，类黏蛋白表型调节基因A（rmpA）是激活荚膜生成，导致菌株产生高黏表型且毒力增强的重要调节因子。有研究显示高毒力菌株内rmpA基因的携带率接近100%，证明rmpA与高毒力肺炎克雷伯菌具有显著的相关性。同时，气杆菌素是肺炎克雷伯菌铁载体中最重要的铁载体系统，是肺炎克雷伯菌毒力增加的重要因素。因此携带rmpA和气杆菌素的肺炎克雷伯菌通常具有高毒力。现已有研究表明高黏表型与高毒力并不是完全相关，携带rmpA和气杆菌素的菌株即使不具有高黏表型也具有高毒力。因此，在临床治疗过程中不能因为患者感染的肺炎克雷伯菌为非高黏表型菌株而认为其毒力较低进而轻视这些患者的救治，需结合临床症状及时对患者进行有效治疗。

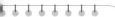 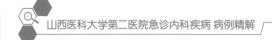
参考文献

1. SHON A S，BAJWA R P，RUSSO T A. Hypervirulent（hypermucoviscous）KIebsiea pneumoniae：a new and dangerous breed. Virfence，2013，4（2）：107-118.

2. TSAI M J，LU C L，HUANG Y C，et al. Recent upper gastrointestinal panendoscopy increases the risk of pyogenic liver abscess. World J Gastroenterol，2017，23（16）：2948-2956 .

3. PACZOSA M K，MECSAS J. Klebsiella pneumoniae：going on the of fense wilh a sfrong defense. MicrobioI Mol Biol Rev，2016，80（3）：629-661.

4. FAZILI T，SHARNGOE C，ENDY T，et al. Klebsiella pneumoniae liver abscess：an emerging disease. Am J Med Sci，2016，351（3）：297-304.

（李凌飞）

017
急性肝衰竭行双重血浆吸附1例

病历摘要

患者，男性，35岁。主因"发现巩膜黄染伴腹胀7天"于2020年11月16日入院。

患者7天前被发现其巩膜黄染，自感腹胀，伴纳差、乏力、恶心、呕吐3次，呕吐物为胃内容物，无呕血，无反酸、胃灼热，无明显腹痛、腹泻，无寒战、发热、咳嗽、咳痰，无意识障碍等。

[既往史] 酗酒3年，每天1斤白酒。否认高血压、糖尿病、冠心病病史，否认肝炎、结核等传染性疾病及其密切接触史，否认重大外伤史、手术及输血史，预防接种史不详。

[辅助检查] 血常规：WBC 3.2×10^9/L，RBC 2.84×10^{12}/L，Hb 88.0 g/L，PLT 87.0×10^9/L；血生化：ALT 87.4 IU/L，AST 137.7 IU/L，

GGT 618 IU/L，TBIL 183.4 μmol/L，DBIL 147 μmol/L，ALB 24.7 g/L，PAB 46 mg/L，CK-MB 57.3 IU/L，α-HBDH 269 IU/L；血氨 55.00 μmol/L，钾 3.05 mmol/L，钠 136 mmol/L；PCT 2.83 ng/mL；凝血功能：PT 52.1 秒，APTT 76 秒，纤维蛋白原 6.4 g/L，D-Dimer 5.24 mg/L；乙肝、甲肝、戊肝系列均（－）。

腹部超声：符合慢性肝病声像图改变，胆囊继发性改变，门静脉扩张，腹腔积液；胸部 CT：双侧胸腔积液并双肺部分肺不张；腹部 CT：肝硬化门脉高压，胆囊继发改变，腹盆腔积液。

[初步诊断] 酒精性肝硬化失代偿期，肝衰竭，凝血功能障碍，低蛋白血症。

[诊疗经过] ①保肝、输注白蛋白 10 g，后加用利尿剂脱水减少腹腔积液。②人工肝治疗：入院当日采用双重血浆分子吸附系统（图 17-1）和血浆胆红素吸附治疗（图 17-2），之后隔日 1 次。经过 3 次人工肝治疗，患者 TBIL 呈现明显下降趋势，从 183 μmol/L 降至 76 μmol/L，PT 从 52.1 秒变为 23 秒，继续内科治疗后好转出院。

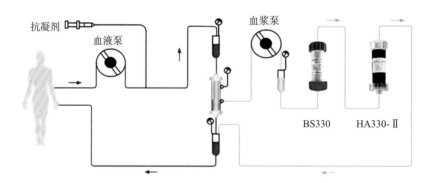

图 17-1 双重血浆分子吸附系统

笔记

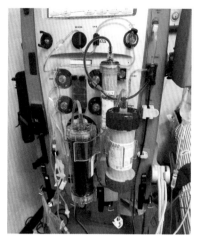

图 17-2　血浆胆红素吸附治疗

病例分析

肝衰竭是多种因素引起的严重肝脏损害，导致肝脏合成、解毒、代谢和生物转化功能发生严重障碍，病死率为 73.9%。肝功能衰竭可以引起出血、黄疸、凝血功能障碍、肝肾综合征、肝性脑病等，治疗主要是去除病因、加强监护、支持治疗、保肝治疗、增强免疫力、改善营养状态，严重者可以进行人工肝治疗和肝移植。

酒精性肝硬化是由于长期大量饮酒所致的肝硬化，是酒精肝的终末阶段。酒精性肝病诊断标准：①有长期大量饮酒史（≥ 5 年），折合酒精含量男性≥ 40 g/d，女性≥ 20 g/d；或 2 周内大量饮酒，酒精量 > 80 g/d [酒精换算公式：g= 饮酒量（mL）× 酒精含量（%）×0.8]；②临床症状：无症状或有右上腹胀痛、食欲缺乏、乏力等非特异性症状；③化验指标：AST、ALT、GGT、TBIL、PA 等指标升高，禁酒后这些指标明显下降，通常 4 周内基本恢复正常，其中往往有 AST/ALT > 2；④影像学检查：肝脏 B 超或 CT 检查有典型表现；

⑤排除其他肝损伤原因：除外嗜肝病毒感染、药物和中毒性肝损伤等。

如果酒精性肝硬化表现为肝衰竭，可以选择非生物型人工肝支持系统（non-bioartificial liver，NBAL）治疗，其应用明显降低了肝衰竭的病死率。人工肝系统是通过体外装置暂时替代肝脏部分功能的体外支持系统，治疗机制是基于肝细胞的强大再生能力，通过体外的机械、物理和生物装置，清除各种有害物质，补充必需物质，改善内环境，为肝细胞再生及肝功能恢复创造条件，或作为肝移植前的桥接。NBAL 治疗方法多种多样，不同患者可以应用单一或联合治疗方法。目前人工肝有血浆置换、双重血浆分子吸附系统（dual plasma molecular adsorption system，DPMAS）、分子吸附再循环系统、连续白蛋白净化系统、普罗米修斯系统等模式。

DPMAS 联合血浆置换能全面、大量清除胆红素、胆汁酸、炎症介质等肝衰竭毒素，同时取长补短，血浆置换弥补了 DPMAS 对凝血因子、白蛋白的损耗，DPMAS 能节约血浆资源、减少血浆带来的过敏等问题，两者联合应用，协同增效，有效改善肝衰竭患者内环境，促进肝细胞再生，阻断疾病恶性进展。

📋 病例点评

患者因为长期酗酒导致酒精性肝硬化，此次出现巩膜黄染伴随腹胀，并存在低蛋白血症、凝血功能障碍、腹腔积液等，这些都是肝硬化的表现。作为肝衰竭治疗的有效手段，人工肝的早期使用，会改善患者的肝脏功能，提高生存率。

参考文献

1. YANG C F，ZHANG Z，ZHANG X Y，et al. Artificial liver support system in pediatric acute liver failure due to mushroom poisoning：case series. Annals of hepatology，2020，23：100290.

2. 中华医学会肝病学分会脂肪肝和酒精性肝病学组 . 酒精性肝病诊疗指南（2010 年修订版）. 中华肝脏病杂志，2010，18（3）：167-170.

3. 丁蕊，赵红，闫杰，等 . 慢加急性肝衰竭的定义及治疗进展 . 中国肝脏病杂志（电子版），2018，10（1）：1-5.

4. 赵雪珂，罗坤，姚玉梅 . 中间型人工肝治疗酒精性肝硬化失代偿1例报告 . 贵阳医学院学报，2002，27（6）：560-561.

（刘铮）

018
急性小肠出血 1 例

病历摘要

患者，男性，51岁。主因"乏力、纳差10天，加重伴黑便6小时"急诊入院。

患者于2019年2月25日起出现乏力、纳差，无呕血、腹痛等，未注意大便颜色；3月5日晚19时出现黑便，2~3次，量较多，伴恶心、呕吐，呕吐物为胃内容物，未见血凝块，感头晕、乏力、气紧，测血压70/30 mmHg，当地医院给予多巴胺升压、补液后急诊转入我科。

[既往史]　否认肝炎病史，饮酒20余年，平均8~9两/日。

[入院查体]　体温36.1 ℃，脉搏120次/分，呼吸22次/分，血压82/49 mmHg。嗜睡，查体不合作，贫血貌，全身皮肤湿冷，黏

膜苍白，无黄染及出血点，双肺呼吸音弱，未闻及干、湿性啰音，心率120次/分，律齐，腹软，无压痛及反跳痛，肝、脾肋下未触及，双下肢无水肿。

[辅助检查]　血气分析：pH 7.270、PCO_2 33.1 mmHg、PO_2 101 mmHg、Lac 14.8 mmol/L；血常规：WBC 12.13×10^9/L、Hb 67 g/L、PLT 180×10^9/L、HCT 0.199 L/L；生化：BUN 8.37 mmol/L、CREA 103.95 μmol/L；凝血功能：PT 21.7秒、APTT 27.7秒、R-INR 1.71、PT% 51%、FIB 1.66 g/L、D-Dimer 132 ng/mL；HBsAg（−）、Anti-HBs（−）、HBeAg（−）、Anti-HBe（−）、Anti-HBc（−）、Anti-HCV（−）、Anti-TP（−）、Anti-HIV（−）。

腹部彩超示肝、胆、胰脾、双肾、腹腔未见明显异常。

[入院诊断]　入院考虑急性消化道出血，原因待查，失血性休克，代谢性酸中毒，高乳酸血症。

[诊疗经过]　急诊给予成分输血、升压、抑酸、补液、止血等治疗，急诊胃镜示慢性浅表性胃炎，未见静脉曲张及出血，不除外急性下消化道出血，准备行肠镜检查，同时联系介入科，行腹腔干、肠系膜上下动脉造影检查。

然而，患者病情迅速进展，出现鲜红色血便，量较多，意识丧失，叹气样呼吸，血压69/49 mmHg，立即给予气管插管、气道保护、加压输血、升压、补液治疗，患者神志转清。紧急行急诊肠镜检查，进镜达到回肠末端，可见肠道大量血便残留，严重影响观察。紧急行腹腔干与肠系膜上下动脉造影，提示肠系膜上动脉出血（图18-1），给予肠系膜上动脉栓塞治疗（图18-2），后患者病情平稳。

6天后，患者再次出现便血，鲜红色，量约500 mL，联系普外科行剖腹探查术＋空肠部分切除术，病理黏膜下层可见一较大扩张血管，考虑小肠血管畸形破裂出血。患者术后出现了肠梗阻，经过禁饮食、胃肠减压、补液等治疗后好转出院。

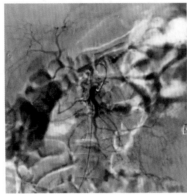
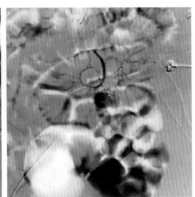

图 18-1　肠系膜上动脉出血　　　图 18-2　肠系膜上动脉栓塞后

病例分析

该患者为中年男性，以黑便、乏力为首发表现，入院时已出现低血压、全身皮肤黏膜湿冷、意识改变，乳酸明显增高，入院后渐出现鲜血便，考虑为急性消化道出血、失血性休克。急性消化道出血是急诊科常见的急危重症，包括急性上消化道出血和急性下消化道出血，如不能及时诊断和干预，病情进展快，预后差。

其中急性下消化道出血是指屈氏韧带以下的小肠以及结肠病患引起的肠道出血，占整个消化道出血的15%。该患者急诊胃镜未见异常，考虑为下消化道出血。肠镜检查，进镜达到回肠末端，未见明显肿块，但肠道大量血便残留，严重影响肠镜观察。病因复杂，出血部位难以判断。

下消化道出血中，小肠出血发病隐匿，但临床并不罕见，占消化道出血的5%～10%。小肠解剖包括十二指肠、空肠和回肠。 因十二指肠出血通常可通过上消化道内镜诊断，故狭义的小肠出血是指屈氏韧带以下的空肠和回肠出血。小肠出血可以分为显性小肠出血，表现为呕血、黑便或血便等肉眼可见的出血；隐性小肠出血，表现为反复发作的缺铁性贫血和粪便隐血试验阳性。常见小肠出血的病因包括小肠血管性疾病、小肠炎症性疾病、小肠肿瘤、小肠憩室及小肠医源性损伤等。

由于小肠特殊的解剖位置及特点，传统胃镜及结肠镜无法进行深部小肠直视检查，为了能够及时确诊小肠出血，多种检查方法和手段先后应用于小肠出血的诊治。其中包括小肠气钡双重造影、传统推进式小肠镜、核素扫描、DSA、CTE/CTA/MRE、胶囊内镜、气囊辅助小肠镜、开腹探查及术中内镜。

小肠活动性大出血患者往往伴有失血性休克，病情凶险，加之出血部位不明确、出血原因难以确定。血管造影是一项有创性检查，适用于活动性出血（出血速率≥0.5 mL/min）患者，对小肠出血的诊断率约为50%。对于血流动力学不稳定的急性小肠大出血患者，可首选血管造影。血管造影的优点在于能直接进行血管栓塞治疗，止血率较高。该患者考虑为急性下消化道大出血，伴失血性休克，血流动力学不稳定，病情凶险。紧急行血管造影检查，明确了出血的部位，在诊断的同时进行有效的栓塞止血治疗，挽救了患者生命。

数天之后，患者再次出血。对于反复出血严重影响患者生命质量时，建议行手术探查和术中内镜检查。术中内镜检查对可疑小肠出血的诊断率为58%～88%。其主要并发症包括浆膜撕裂、肠系膜血管撕脱和延迟性肠梗阻。最终该患者手术病理检查考虑小肠血管畸形破裂出血。病情一波三折，术后发生了肠梗阻，但最终对症治疗好转出院。

病例点评

急性消化道出血是急诊常见的急危重症疾病，常伴有失血性休克、血流动力学不稳定，是急诊科医师常面临的一种挑战。其中急性小肠出血，由于传统检查手段的限制，深部小肠属于消化道"盲区"，小肠出血诊断一直属于棘手的临床难题，尤其在急诊就诊中，如若处置不当或不及时，就可能造成不可挽回的严重后果。

作为急诊科医师，在抢救危重患者的同时，一定要想到急诊多学科协作诊疗方案（multi-disciplinary team，MDT）。MDT是以患者为中心针对特定疾病，依托多学科团队，制定规范化、个体化、连续性的综合治疗方案。核心目标是为患者设计最佳诊疗方案，确保最佳疗效，提升学科的诊疗能力和学术水平，促进医教研健康管理真正融合，推动医学科学进步。

该病例中，急诊科、消化内镜、介入科、普外科等多学科共同合作，最终为患者制定了个体化的治疗方法，最终挽救了患者的生命。

参考文献

1. 中华消化杂志编辑委员会.小肠出血诊治专家共识意见（2018年，南京）.中华消化杂志，2018，38（9）：577-582.
2. 宁守斌，李白容，肖年军.如何提高小肠出血的诊治效率.现代消化及介入诊疗，2020，25（3）：295-301.

（刘鸿）

019
急性心肌炎 1 例

病历摘要

患者，男性，20岁。主因"发热6天"急诊入院。

患者于2020年3月18日起出现间断发热，体温最高39℃，不伴咳嗽、咳痰、鼻塞、流涕、尿频、尿急、尿痛、腹痛、腹泻，无关节疼痛、皮疹等不适，病程中有一过性胸憋、胸痛、心悸、气紧。

[入院查体] 体温36.4℃，脉搏97次/分，呼吸21次/分，血压131/81 mmHg。神志清楚，查体合作，全身皮肤黏膜无黄染、皮疹及出血点，双肺呼吸音清，未闻及干、湿性啰音，心率97次/分，律齐，未闻及杂音，腹软，无压痛、反跳痛，肝肋下未触及，脾肋下及边，双下肢无水肿。

[辅助检查] 血气分析：pH 7.469，PCO_2 33.7 mmHg，PO_2

89.7 mmHg，Lac 0.7 mmol/L。血常规：WBC 4.57×10^9/L、Hb 150 g/L、PLT 166×10^9/L；心肺四项：CK-MB 0.28 ng/mL，Myo 37.09 ng/mL，hs-cTnI 0.01 ng/mL，BNP 2.07 pg/mL。生化：CK 519.94 U/L，LDH 344.60 U/L，HBDH 266 U/L。风湿筛查：相关抗体均为阴性。EB 病毒 DNA、巨细胞病毒 DNA 均为阴性。PCT 0.25 ng/mL。D-Dimer 1092 ng/mL。

腹部彩超：脾大，肋下及边。双下肢动静脉彩超未见异常。心电图（图 19-1）：窦性心动过速。心脏彩超 + 心功能：各房室腔大小正常，左室收缩功能正常。胸部 CT：未见异常。心脏 MRI 平扫 + 增强（图 19-2）：心室侧壁心外膜异常信号，并延迟强化，心包积液（少量）。

[诊疗经过]　考虑急性心肌炎，给予抗感染、抗病毒、维生素 C、曲美他嗪、极化液等治疗。

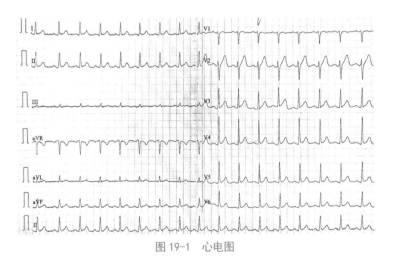

图 19-1　心电图

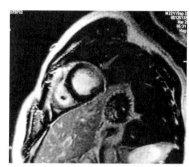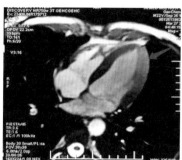

图 19-2　心脏 MRI 平扫 + 增强

病例分析

该患者青年男性，以发热、一过性胸憋、心悸、气紧为主要表现。CK、HBDH、LDH 增高，CK-MB、cTnI、BNP 无增高。心脏核磁平扫 + 增强发现心室侧壁心外膜异常信号，并延迟强化，考虑急性心肌炎。

心肌炎是指心肌局限性或弥漫性的急性或慢性炎症病变，可分为感染性和非感染性两大类。心肌炎的症状轻重不一，病情严重程度不等。轻者可无自觉症状，严重者可并发严重心律失常、心功能不全甚至猝死。

诊断要点：①症状。在上呼吸道感染、腹泻等病毒感染的基础上，多于其后 2 ～ 3 周出现心脏症状，以胸闷、气短多见。②体征。窦性心动过速或心律不齐，第一心音低钝。③辅助检查。心电图，可以出现多种心律失常的表现，以房室传导阻滞、窦房阻滞或束支阻滞，或多源、成对室性期前收缩多见。2 个以上导联 ST 段呈水平型或下斜型下移 ≥ 0.05 mV 或 ST 段异常抬高或出现异常 Q 波。心肌损伤标志物，病程中 cTnI 或 cTnT（定量测定）、CK-MB 明显增高。心肌病毒学检查，特异性病毒抗体异常。超声心动图及心肌核素，心腔扩大或室壁活动异常，以及心功能检查证实左室收缩或舒张功能减弱。

病毒性心肌炎的确诊相当困难，国际上尚无统一标准。国内学者认为，同时具有上述①②（任何一种异常）、③中任何两项，在排除其他原因导致的心肌疾病后，临床上可诊断为急性病毒性心肌炎。

该患者有发热、上呼吸道感染病史，有一过性胸闷、心悸、气紧症状，之后无明显临床表现，未出现严重心律失常、心力衰竭等情况。心电图无特异性改变。心脏彩超无异常，左室收缩功能正常。心肌特异性损伤标志物 CK-MB、cTnI 无明显增高，诊断急性心肌炎困难，最终通过心脏 MRI 检查，拟诊为急性心肌炎。

急性心肌炎的治疗包括：①一般治疗，休息和营养管理。②对症治疗，防治诱因，控制继发性细菌感染，控制心力衰竭、纠正心律失常，抢救心源性休克。③药物治疗，抗病毒，改善心肌代谢，增进心肌营养，如维生素 C、辅酶 Q10、极化液等。糖皮质激素通常不用，对重症合并心源性休克及严重心律失常，应早期、足量应用。该患者属于轻症，主要给予抗病毒、抗感染、营养心肌、休息等治疗好转出院。

病例点评

心肌炎的诊断比较困难，国际上尚无统一的诊断标准。该患者有发热的表现，只表现为一过性胸闷、心悸、气紧，心电图、心肌特异损伤标志物均未见异常，因此诊断更加困难。

心内膜心肌活检是公认的诊断心肌炎的"金标准"，然而由于心肌内炎症病变的分布常较分散，导致活检的灵敏度低，且心内膜心肌活检可能引起心包填塞、心脏穿孔等并发症较多，因此对许多心肌炎患者，尤其是病情较轻的患者并不适用。

心脏 MRI 安全可靠，能够进行心脏结构、功能、心肌灌注等一站式扫描及准确的定量评价，尤其是可以直接观察心肌组织的病理改变特征，且可重复性高，适用于对无法应用心内膜心肌活检的患者进行临床诊断，从而提高临床诊断的准确率。目前，心脏 MRI 已经成为国际上评估疑似心肌炎患者的主要无创检测方法。

心脏 MRI 检查应包括左心室、右心室形态及功能，炎症活动情况，以及心包积液和纤维瘢痕范围等信息，综合分析检测的组织病理改变特征，如心肌组织水肿、充血、坏死等表现，其中两项为阳性即可诊断心肌炎。临床医师同时结合患者的临床表现及其他检验指标，提高心脏 MRI 检查对心肌炎的诊断准确率。

参考文献

1. 陈海霞，蒋瑾，赖真萍，等.磁共振路易斯湖诊断标准及特征追踪技术在心肌炎诊断中的应用进展.实用医药杂志，2019，36（3）：277-281.

（刘鸿）

020
脊髓硬脊膜外脓肿 1 例

患者，男性，36 岁。主因"腰痛 6 天"来诊。

患者 2020 年 1 月 5 日干体力活后出现腰痛，弯腰时加重，无足跟痛、关节痛，无发热、双下肢麻木，就诊于当地医院对症治疗。1 月 8 日因腰痛加重，自觉低热（未测体温），伴乏力、盗汗、头晕，就诊于当地医院，行腰椎 X 线检查示腰椎下端排列略显右突侧弯，腰曲较直，第 5 椎体后下缘少许增生，予以止痛药对症治疗，效差。1 月 11 日出现腹胀伴排便困难，就诊于我科。

[入院查体] 体温 36.8 ℃，脉搏 110 次 / 分，呼吸 20 次 / 分，血压 137/85 mmHg。发育正常，急性病容，查体合作。双肺呼吸音粗，双下肺可闻及湿性啰音。心率 110 次 / 分，律齐。腹部膨隆，腹韧，

肠鸣音弱，无压痛、反跳痛及肌紧张。双下肢肌力4级，肌张力正常，右下肢痛温觉减退，位置觉正常。左下肢深浅感觉正常，双下肢无水肿，脊柱叩击痛及局部压痛（−），双侧巴氏征（−）。

[辅助检查] 血常规：WBC 18.54×10^9/L，RBC 5.12×10^9/L，Hb 167 g/L，PLT 250×10^9/L，NE% 97.70%；CRP 348.63 mg/L；PCT 0.76 ng/mL。

肝肾功能、凝血及心脏、腹部、双下肢血管超声均未见异常；胸部CT示双肺下叶炎症；颈椎MRI示颈2～颈7椎体水平椎管内硬膜外可见片状等T_1、稍长T_2信号影，脂肪抑制序列呈高信号，脊髓受压前移（图20-1）；腰椎MRI示轴位扫描范围内腰3～腰5椎体水平硬膜囊形态异常，硬膜外可见不规则长T_2信号影，相应水平椎管受压（图20-2）；术中脓液培养：金黄色葡萄球菌；头、胸、腹、

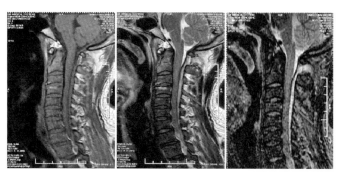

图 20-1 颈椎 MRI

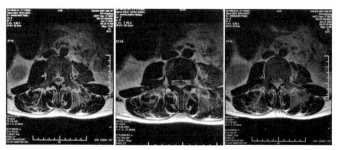

图 20-2 腰椎 MRI

盆 CT，发热筛查、TB-DNA、T-SPOT、布氏杆菌凝集试验、血培养、类风湿筛查、抗 ENA 多肽谱、HLA-B27、EB 病毒巨细胞病毒均阴性。

[诊疗经过] ①该患者以腰痛为主要临床表现，入院后针对腰痛完善了相关化验检查，头、胸、腹、盆 CT，发热筛查、TB-DNA、T-SPOT、布氏杆菌凝集试验、血培养、类风湿筛查、抗 ENA 多肽谱、HLA-B27、EB 病毒巨细胞病毒，上述化验及检查未见明显异常，仅胸部 CT 示双肺下叶炎症，经验性加用了头孢哌酮舒巴坦抗感染治疗。②住院期间病情出现变化，四肢肌力进行性下降，腹胀加重，并出现排尿困难及双上肢麻木感，右侧肢体痛温觉减退并位置觉障碍，并且感觉障碍平面逐渐上升。感染指标下降不是很明显，再次询问患者病史，患者于初发腰痛后就诊于当地骨科医院，予脊柱旁行"封闭针"治疗，据此，我们考虑经皮"封闭针"治疗致脊髓感染性病变不除外，立即经验性加用万古霉素抗感染，同时尽快完善胸腰 MRI 检查，结果提示脊髓硬膜外脓肿。③明确诊断后，立即转神经外科行椎管内占位探查术＋椎管减压术，术中见硬脊膜外黄色病变，伴组织增生，界限不清，向椎间孔发展；硬脊膜色正常，搏动存在，未见脑脊液漏。黄色病变送检病理：其间见大量中性粒细胞、淋巴细胞为主的炎细胞浸润，组织细胞反应，坏死、脓肿、炎性肉芽形成，局灶可见少量碎骨组织，结核杆菌 DNA 检测结果为阴性，结合免疫组化结果，考虑炎性病变。术中脓液培养为金黄色葡萄球菌。最终明确诊断为脊髓硬膜外脓肿。④术后继续抗感染、营养神经、康复锻炼治疗。经过上述治疗后，特别是术后 3 天，患者双上肢麻木感觉消失，可排大小便，1 个月后患者可自行行走，生活能力基本不受限。

[最后诊断] 脊髓硬膜外脓肿，肺炎。

📋 病例分析

　　腰痛是常见的临床症状之一，可由许多疾病引起，其中局部病变占多数，可能与长期腰背部负重，其结构易于损伤有关，邻近器官病变波及或放射性腰痛也极为常见。其病因复杂多样，常见病因有外伤性疾患、炎症性疾患、退行性变疾患、先天性疾患、肿瘤性疾患。常见的疾病有脊椎的病变、脊柱旁组织病变、脊神经根病变、呼吸系统疾病、消化系统疾病等，相关的伴随症状，如脊柱畸形、活动受限、长期低热、泌尿系感染症状等也有助于诊断。

　　本例患者为中年男性，以急性腰痛起病，近期有食用牛羊肉病史，并伴有低热、盗汗等不适，我们从常见的腰痛入手：强直性脊柱炎、泌尿系结石、腰椎布氏杆菌病、腰椎结核。据以上常见疾病，我们完善了相关检查后并未发现支持此患者腰痛的证据，此时，经过抗感染治疗后感染相关的指标下降不是很明显，腰痛无明显缓解，并且发现脊髓压迫的相关临床表现进行性加重，这就需要我们重新考虑在哪个诊疗环节出了问题，是不是我们遗漏了什么重要信息，重新对患者病史进行了仔细询问，才考虑经皮"封闭针"治疗致脊髓感染性病变不除外，后完善胸腰椎 MRI 检查，并转神经外科手术后最终明确诊断。

　　脊髓硬膜外脓肿是硬脊膜外间隙的化脓性感染，由于大量脓液积聚及肉芽组织增生导致脊髓受压，是神经外科少见的急症之一。其病原菌来源于血行播散或邻近感染灶直接扩散，金黄色葡萄球菌是首要病原菌。早期持续高热、乏力、腰背部疼痛，继之出现神经根性放射痛、肢体瘫痪、尿潴留、括约肌功能障碍，脓肿相应节段以下感觉、运动的丧失，疼痛的部位与受累脊髓的位置有关。神经症状分4期：第1期表现为受累脊柱的局部严重疼痛；第2期表现为受累脊柱的神经根疼痛；第3期表现为受累脊髓平面以下的运动无力和感觉障碍，排尿排便功能障碍；第4期表现为瘫痪。外科手术联合抗菌药物治疗是首选治疗方法，应用抗金黄色葡萄球菌的抗菌药物是首要选择，另辅以营养神经药物、康复锻炼等治疗。

病例点评

　　腰痛是常见的临床症状之一。许多疾病可引起腰痛，病因复杂多样，但以局部病变占多数。不同疾病引起的腰背痛有不同的特点，我们不仅要仔细查体、询问病史关注腰痛特点，也要关注不同腰痛的伴随症状。

　　脊髓硬膜外脓肿是神经外科少见的急症之一，是一种可治愈的疾病，但致残率、误诊率高，故早诊断、早治疗对改善患者预后至关重要。疼痛、发热、进行性的神经功能障碍和全身炎症反应是其特征性表现，临床上对于出现上述表现的患者，排除普通感染、退行性变和肿瘤的可能性后，应该考虑到该病的可能性。

　　掌握人体常见部位的感染病原菌对于临床经验性选择抗菌药物至关重要，而人体皮肤表面主要以革兰阳性球菌为主，其中又以金黄色葡萄球菌和表皮葡萄球菌常见。在本病例中，患者行经皮封闭针治疗后，经验性及时应用万古霉素对控制患者病情、改善患者预后至关重要。

　　临床工作中患者的病情是一个动态变化的过程，只有认真关注每一个细节，抽丝剥茧，才会尽快明确诊断。本病例中，正是我们关注了患者病情、体征的变化，重新询问了病史，找到"封闭针治疗"这个切入点，最终才明确诊断。

参考文献

1. 刘韬滔，刘亚林，何清，等.软组织感染致脓毒性休克的早期诊断与治疗.中华急诊医学杂志，2020，29（1）：76-81.

2. 冼伟，杨凡，李东明，等.皮肤及皮肤结构感染细菌种类及耐药性分析.中华医学杂志，2019，99（11）：829-833.

3. 刘建雄，毛伯镛.脊髓硬膜外脓肿的诊断和治疗.中华神经外科疾病研究杂志，2004，3（2）：158-159.

4. 万学红，卢雪峰.诊断学.8版.北京：人民卫生出版社，2013：40-42.

（陈凯林）

笔记

021
甲状腺功能亢进性心脏病引起的心力衰竭 1 例

病历摘要

患者，男性，34 岁。主因"腹泻 20 余天，呼吸困难 2 天"来诊。

患者 2021 年 1 月中旬在外进食后出现腹泻，水样便，3～4 次/日，伴恶心，未呕吐，无黏液脓血便，无腹痛、发热，无胸憋、肩背部不适，自行口服诺氟沙星治疗，效果欠佳，之后腹泻症状持续存在，未重视。1 月 27 日出现呼吸困难，伴心悸、出汗，夜间为著，不能平卧入睡，休息后可稍缓解，就诊于我院消化科门诊，接诊医师查体时发现心率快，建议转急诊。患者自发病以来，精神尚可，食欲稍差，食量为原来的 2/3，大便同上所述，小便未见明显异常，体重无明显减轻。

[既往史] 8 年前曾诊断为甲状腺功能亢进（甲亢），规律口服甲巯咪唑治疗后痊愈，每年体检未发现异常。否认高血压、冠心病、糖尿病病史。

[入院查体] 体温 36.4 ℃，脉搏 182 次/分，呼吸 32 次/分，血压 137/86 mmHg。神志清楚，精神差，烦躁明显，气紧貌，全身皮肤湿冷，双肺呼吸音粗，右下肺可闻及少许湿性啰音，心率 212 次/分，心律绝对不齐，第一心音强弱不等，腹软，无压痛及反跳痛，双下肢轻度水肿。

[辅助检查] 急诊床旁 POCT 回报见表 21-1；急查心电图（图 21-1）示心房颤动，ST-T 异常；床旁心脏彩超提示 EF 52%，左心房 55 mm，三尖瓣轻度反流，未见心耳血栓。

表 21-1 入院时血液化验检查

cTnI/ (ng/mL)	CK-MB/ (ng/mL)	Myo/ (ng/mL)	NT-proBNP/ (pg/mL)	LAC/ (mmol/L)	K+/ (mmol/L)
< 0.01	3.40	59.7	8061	5.4	4.2

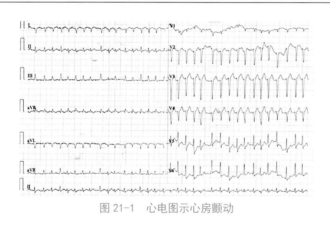

图 21-1 心电图示心房颤动

[初步诊断] 甲亢性心脏病？急性心力衰竭，心律失常，心房纤颤。

[诊疗经过] 入抢救室后予艾司洛尔泵入控制心室率，心室率仍波动在 180 ～ 200 次/分；加用去乙酰毛花苷注射液、呋塞米注射液静推，心室率仍无明显下降，波动于 180 次/分左右。急诊治疗约 20 分钟后患者诉胸闷，伴意识模糊，监测血压 43/26 mmHg，向患

笔记

者家属交代电复律的意义和风险，家属表示同意，签字后行同步电复律，双相波 50 焦耳电复律后转复为窦性心律，心电图检查结果见图 21-2，血压渐上升至 126/74 mmHg，加用利尿剂、重组人脑利钠肽纠正心力衰竭治疗。第二日明确甲状腺激素化验（表 21-2），诊断明确，加用普萘洛尔、甲巯咪唑控制，好转后出院，院外规律服药，控制甲状腺功能亢进，心率波动于 70 次 / 分左右，目前仍在随访中。

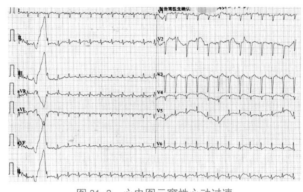

图 21-2　心电图示窦性心动过速

表 21-2　甲状腺激素化验

TSH/ (mIU/L)	FT$_4$/ (pmol/L)	FT$_3$/ (pmol/L)	TG/ (ng/mL)	TG-AB/ (IU/mL)	TPO-AB/ (IU/mL)
< 0.01	70.79	22.21	451.77	19	789.7

病例分析

　　甲亢性心脏病是指在甲亢的基础上出现心律失常、心脏增大、心力衰竭等一系列心血管病症，是甲亢最常见的并发症之一，据统计，甲亢性心脏病约甲亢患者的 5% ～ 10%。甲亢性心脏病的发病机制一般认为是由于甲状腺激素直接作用于心肌，加强儿茶酚胺等的作用，促进蛋白质合成，增加心肌中 Na^+- K^+- ATP 酶活性，增加肌质网中的 Ca^{2+}- ATP 酶活性，增加肌球蛋白 ATP 酶活性，从而引起心率增快，脉压增大、心脏收缩功能增强等，如果甲状腺功能亢进长期未能控制，增加的心房负荷引起心房增大，进一步出现房性心律失常，增加的心室前后负荷则引起心室肥大，同时由于长期的心动过速从而导致心力衰竭的发生。另有文献报道Graves病（弥漫性甲状腺肿伴甲亢）患者心肌可见淋巴细胞浸润，通过免疫抑制疗法，用泼尼松治疗甲亢合并房颤取得良效，故也有学者认为自身免疫紊乱也是导致本病的原因之一。甲亢患者不论原来有无心脏病，常可发生心律失常，以房性期前收缩和心房颤动多见，呈发作性或持续性。

甲亢性心脏病多见于老年人或长时间重症甲亢的青年人，而老年人甲亢的症状和体征常不典型，无论是多食、消瘦、怕热、多汗等高代谢症状，还是甲状腺肿大、突眼等体征往往都不明显，而是主要表现为心悸、胸闷、房性期前收缩、心房纤颤等，房颤早期为阵发性，后期可转为持续性。如果甲亢得不到及时、有效控制，随着病程的延长，患者会逐渐出现心脏扩大及心力衰竭。

甲亢性心脏病的诊断标准：①甲亢诊断明确；②具备下列一项或多项心脏病症状，即房性心律失常（房性心动过速或房颤）、心脏扩大、心力衰竭等；③除外其他原因引起的心脏病，如冠心病、高血压性心脏病、风湿性心脏病、肺心病等；④当甲亢得到控制以后，心脏病也随之改善或消失。

该患者既往有甲状腺功能亢进的病史，虽然患者及家属陈述已经治愈，但是结合本次发病早期的腹泻症状，不能单纯考虑不洁饮食后引起的腹泻，可能存在甲状腺激素分泌过多，使得肠蠕动增快，出现大便次数增多，尤其在长时间腹泻给予对症处理后效果不佳，需多考虑本次发病的原因。结合患者入院时出现的双下肢水肿、心悸等心律失常，考虑甲亢性心脏病是正确的诊断思路。

📋 病例点评

在这个病例诊断和治疗中，有以下两点需要注意。

（1）诊治过程中，因患者入院当时表现为急性心力衰竭，虽积极采取利尿、强心等药物改善心功能，心室率仍然非常快，治疗目标无法达到。β受体阻滞剂可迅速阻断儿茶酚胺，改善甲亢患者心悸、烦躁、多汗等交感神经兴奋的症状，但是严重心力衰竭时禁止使用，考虑患者急性心力衰竭与快速心律失常有关，加用β受体阻滞剂后，疗效甚微。尽管起初血压正常，但血气已提示乳酸增高，考虑存在微循环障碍的可能，尤其是出现血流动力学不稳定的表现，结合当时症状，床旁心脏超声快速评估心房、心耳无血栓后，此时同步电复律就是比较适合的选择。

（2）甲亢性心脏病的处理与其他心脏病的处理并无不同，与冠心病不同的是甲亢性心脏病患者发生心绞痛和心肌梗死的情况比较少见。但注意必须同时控制甲亢，方可获得较好的疗效，否则容易发生心肌中毒反应。甲亢性心脏病出现心力衰竭、心律失常时应用洋地黄制剂效果不佳，容易出现洋地黄药物中毒反应，所以在急诊处理过程中，心室率控制不能达到治疗目标，同步电复律也是比较适合的选择。

参考文献

1. 丰叶. cTnI、CK、CK-MB 及 NT-proBNP 水平检测在甲状腺功能亢进性心脏病诊断中的效能. 中国民康医学，2020，32（24）：110-112.

2. WANG Q，LI C，DI S，et al. Clinical efficacy and safety of traditional Chinese patent medicine for hyperthyroid heart disease: study protocol for a systematic review and meta-analysis. Medicine，2018，97（45）：e13076.

笔记

3. 陈海兰，高宇．甲状腺功能亢进症合并心血管疾病研究进展．中国老年学杂志，2016:36（16）：4122-4124.

4. 陈灏珠，林果为，王吉耀．实用内科学．14 版．北京：人民卫生出版社，2013：1386-1394.

（尚开健）

笔记

022
颈部疼痛致主动脉夹层 1 例

病历摘要

患者，女性，55 岁。主因"颈部疼痛伴胸憋、大汗 7 小时"就诊。

患者 7 小时前突发颈部疼痛，并向下延伸，伴血压降低，收缩压波动于 60 ～ 70 mmHg，后持续胸憋、大汗，感恶心、咽部紧缩感，有向背部放射痛，遂就诊于当地医院，测血压 60/40 mmHg，化验血常规示 WBC 15.04×10^9/L；胸部 CT 示肺部感染、心包积液，给予乳酸林格、羟乙基淀粉补液及多巴胺升压治疗后症状无明显缓解，由 120 救护车送入我院急诊。

[既往史] 2018 年因腰椎间盘突出、滑出，压迫神经、血管，于当地市人民医院行腰椎间盘突出手术。

[入院查体] 体温 36 ℃，脉搏 72 次 / 分，呼吸 20 次 / 分，血

压 89/65 mmHg。发育正常，营养中等，急性病容，神志清楚，自主体位。双肺呼吸音粗，未闻及明显干、湿性啰音，心率 72 次 / 分，律齐，心音低钝。腹部平坦，全腹无压痛、反跳痛，肝、脾肋下未触及，双下肢无水肿。

[辅助检查]　血气分析：pH 7.243，PO$_2$ 66.2 mmHg，PCO$_2$ 32.4 mmHg，Glu 12.5 mmol/L，Lac 6.7 mmol/L，SpO$_2$ 91.5%；血常规：WBC 9.92×10^9/L，NE 8.14×10^9/L，NE% 82.1%；D-Dimer 9257 ng/mL；心脏彩超 + 心功能示主动脉根部瘤样扩张、主动脉瓣反流（轻度）、左室收缩功能正常、心包积液（少 – 中量）；腹部彩超示脂肪肝、肝多发囊肿、胆囊形态饱满、胆囊壁增厚、肝肾间隙积液；CTA 示主动脉夹层累及左右冠状动脉、腹主动脉、髂分支动脉（图 22-1），考虑为主动脉夹层（aortic dissection，AD）。

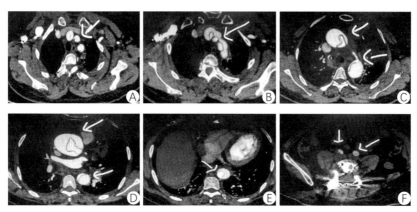

图 22-1　CTA

[诊疗经过]　①患者为中年女性，病程中有颈部疼痛伴胸憋、大汗，感恶心、咽部紧缩感，有背部放射痛。② D-Dimer 明显增高。③心脏彩超 + 心功能示主动脉根部瘤样扩张、心包少 – 中量积液；CTA 示主动脉夹层累及左右冠状动脉、腹主动脉、髂分支动脉。最终诊断为主动脉夹层 A 型。

病例分析

　　主动脉夹层是指主动脉腔内的血液通过破裂的内膜，进入主动脉壁中层形成夹层血肿，并沿着主动脉壁纵轴延伸剥离的严重心血管疾病（并非主动脉壁的扩张，有别于主动脉瘤）。其内因是主动脉壁退行性病变或中层弹力纤维和平滑肌病变，外因是主动脉管腔内血流动力学变化（如高血压占 70% ～ 90%）。主动脉夹层是较常见也是最复杂、最危险的心血管疾病之一，其发病率为每年 100 人 /10 万人群，随着人们生活及饮食习惯的改变，其发病率呈上升趋势。本病多急剧发病，65% ～ 75% 患者在急性期（2 周内）死于心脏压塞、心律失常等心脏并发症，发病高峰为 50 ～ 70 岁，男性发病率较女性高，男女之比为（2 ～ 3）：1。

　　急性或慢性主动脉夹层需与心肌梗死、不伴有夹层的胸主动脉瘤、肌肉骨骼肌痛、纵隔肿瘤、张力性气胸、急性肺栓塞、心包炎、胸膜炎、胆囊炎、输尿管结石、肠系膜缺血、阑尾炎、肾盂肾炎、休克、一过性脑缺血、肢端缺血等鉴别。由于鉴别诊断的范围较广，当考虑主动脉夹层的诊断时，需完善 CT 血管造影、MRI、经胸或经食管的超声心动图、血管内超声等相关检查以明确诊断。有高血压病史的患者 24 小时内的转移性胸部及背部疼痛高度提示主动脉夹层。

　　心脏是 Stanford A 型主动脉夹层最常受累的器官。①夹层导致主动脉根部扩张、主动脉瓣对合不良→主动脉关闭不全→心力衰竭 / 心源性休克。②夹层累及冠状动脉开口→急性心肌梗死 / 心力衰竭 / 恶性心律失常。③夹层假腔渗漏或破入心腔→心包积液 / 心脏压塞，发生率为 17.7%。④急性主动脉关闭不全、急性心肌缺血或心肌梗死及心包压塞常表现为心力衰竭；低血压常是夹层破裂到心包腔或胸腹腔的结果。

常见体征注意事项：①血压异常，四肢血压差别较大，部分为低血压，应考虑心包压塞可能。②主动脉瓣区舒张期杂音且患者既往无心脏病史，夹层致主动脉瓣反流。③胸部体征，主动脉夹层大量渗出或破裂出血时致气管右偏，左侧叩诊浊音，呼吸音减弱，双肺湿啰音提示急性左心衰。④腹部体征，可有肠麻痹甚至坏死，腹部膨隆，叩诊鼓音，压痛、反跳痛、肌紧张。⑤神经系统体征，脑供血障碍时出现淡漠、嗜睡、昏迷、偏瘫等；脊髓供血障碍时，可有下肢肌力减弱甚至截瘫。

一旦疑及或诊为本病，即应住院监护治疗。治疗的目的是降低心肌收缩力、减慢左室收缩速度（dv/dt）和外周动脉压。治疗目标是使收缩压控制在 13.3 ～ 16.0 kPa（100 ～ 120 mmHg），心率 60 ～ 75 次 / 分。这样能有效地稳定或中止主动脉夹层的继续分离，使症状缓解，疼痛消失。

1. 初步治疗原则。主动脉夹层初步治疗的原则是有效镇痛、控制心率和血压，减轻主动脉剪应力，降低主动脉破裂的风险。

（1）镇痛：适当肌内注射或静脉应用阿片类药物（吗啡、哌替啶）可降低交感神经兴奋导致的心率和血压的上升，提高控制心率和血压的效果。

（2）控制心率和降压：主动脉壁剪应力受心室内压力变化率（dP/dt）和血压的影响。静脉应用 β 受体阻滞剂（如美托洛尔、艾司洛尔等）是最基础的药物治疗方法，但应保证能维持最低的有效终末器官灌注。对于降压效果不佳者，可在 β 受体阻滞剂的基础上联用 1 种或多种降压药。主动脉夹层患者降压药的选择、用药方案及注意事项详见相关指南。药物治疗的目标为控制收缩压至 100/120 mmHg（1 mmHg = 0.133 kPa）、心率 60 ～ 80 次 / 分。需注意的是，若患者心率未得到良好控制，不要首选硝普纳降压。因硝普纳可引起反射性儿茶酚胺释放，使左心室收缩力和主动脉壁剪应力增加，加重夹层病情。进一步治疗方案应根据主动脉夹层的类型、并发症、疾病进展等因素综合考虑。

2. Stanford A 型主动脉夹层。一经发现均应积极手术治疗。国内外对于急性 Stanford A 型应进行紧急外科手术治疗已经达成共识。长期的随访结果表明，Stanford A 型外科手术的效果明显优于内科保守治疗。外科手术是急性、慢性 Stanford A 型主动脉夹层最有效的治疗方法。但目前诸多的外科治疗策略仍存在争议。此外，其他的手术治疗方法有杂交手术、全腔内修复术等。

3. Stanford B 型主动脉夹层。药物治疗是其基本治疗方式。一般而言，Stanford B 型患者急性期药物保守治疗的病死率较低，部分患者可获得长期良好的预后。Stanford B 型手术治疗的方法主要有腔内修复术（thoracic endovascular aortic repair，TEVAR）、开放性手术和 Hybrid 手术治疗等。孙立忠等根据孙氏细化分型提出 Stanford B 型主动脉夹层手术治疗策略：①B1S 型建议首选 TEVAR，亚急性期（发病 1～2 周）是介入治疗的最佳时机；②B1C 型建议行直视支架象鼻置入术或 Hybrid 手术；③B3 型建议行全胸腹主动脉替换术。然而，由于 Stanford B 型患者的病情复杂多变，目前其最佳治疗方案依然存在争议。具体治疗方案需根据患者的具体病情和医疗机构的技术水平，选择最安全和最适合的治疗策略。

病例点评

本患者发病急，既往有腰椎间盘突出手术，而无高血压病史，以颈部疼痛为首发症状，并向下延伸，伴胸憋、大汗来诊。突发剧烈疼痛并向下延伸是最常见而特征性的症状。根据临床表现，结合超声心动图、CTA影像学检查可确诊本病。但应注意与急性心肌梗死、急腹症等鉴别，尤其是急性心肌梗死，一旦误诊，后果不堪设想。因为主动脉夹层应该防止出血，而急性心肌梗死应防止血栓，两者用药刚好相反。药物治疗的主要目的是降压及降低心肌收缩力，通常首选β受体阻滞剂。外科手术及介入治疗是最重要的治疗手段。

主动脉夹层预后：急性主动脉夹层累及冠状动脉时，出现围手术期心肌缺血的患者院内病死率为21.4%，而未出现心肌缺血的患者院内病死率为16.8%。

值得注意的是，累及冠状动脉的主动脉夹层与未累及冠脉的急性主动脉夹层患者的住院病死率无显著差异（20.0% *vs.* 19.7%）。

参考文献

1. 陈庆良，李博.主动脉夹层诊疗进展.天津医药，2018，46（5）：458-461.

2. 武玉多，谷孝艳，何怡华，等.2002～2018年主动脉夹层住院患者临床特征及时间趋势单中心回顾性分析.中国循证心血管医学杂志，2020，12（5）：576-578.

3. 刘艳，白鹏.急性主动脉夹层的临床诊断与治疗.中国社区医师，2019，35（10）：22-23.

4. 王锋，董圣军，刘典晓，等.64例Stanford A型主动脉夹层的手术治疗.滨州医学院学报，2020，43（4）：309-311.

5. 刘剑扬，乔刚，邹刚强，等.107例急性A型主动脉夹层累及冠状动脉的处理经验.中国胸心血管外科临床杂志，2020，27（9）：1015-1019.

（郝晓庆）

023
空气栓塞 1 例

📋 病历摘要

患者，女性，18 岁。主因"意识障碍伴抽搐 2 小时"入院。

患者 2020 年 11 月 4 日因诊断贲门失弛缓症就诊于某医院，给予经口内镜下肌切开术（peroral endoscopic myotomy，POEM），术后出现"气腹"，给予腹部减压、禁食、补液等治疗，并行左侧锁骨下静脉穿刺置管术；11 月 13 日拔除锁穿后突感胸闷，随后出现意识障碍伴全身抽搐，约 2 小时后至我院急诊。

[既往史]　既往体健。

[入院查体]　血氧饱和度 90%，心率 229 次 / 分，呼吸 32 次 / 分，血压 77/45 mmHg。神志不清，呼之不应，全身抽搐，呼吸急促，大动脉搏动弱，双侧瞳孔等大等圆，直径约 4 mm，对光反射弱，双眼

向下会聚，双下肺可闻及湿性啰音，腹部查体欠配合。入院时心电图（图 23-1）提示室性心动过速，立即给予电复律 3 次、气管插管接有创呼吸机辅助通气、升压及艾司洛尔控制心室率、丙戊酸钠抗癫痫、纠正休克等措施。

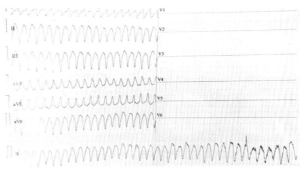

图 23-1　入院时心电图

[辅助检查]　WBC 17.36×10^9/L ↑，Hb 115 g/L，PLT 220×10^9/L；CRP 56 mg/L ↑；生化：K^+ 3.26 mmol/L ↓，Na^+ 151 mmol/L ↑，BUN 8.7 mmol/L，Cl^- 119 mmol/L；PCT 14.57 ng/mL ↑；D-Dimer 2830 ng/mL ↑；心肺四项：超敏肌钙蛋白 I 11.42 ng/mL ↑，CK-MB 40.15 ng/mL ↑，Myo 13.06 ng/mL ↑，BNP 919.13 pg/mL ↑。

床旁心脏彩超：EF 36%，各腔室不大，二尖瓣瓣口少量反流，左室收缩功能减低。胸腹部彩超：左侧胸腔少量积液。头颅平扫 CT 示双侧脑室旁及双侧半卵圆中心低密度影，脑沟积气；胸部 CT 可见双肺感染性改变，食管腔、贲门扩张，双侧胸腔少量积液；腹部 CT 可见腹腔、左侧腹壁皮下大量积气（图 23-2～图 23-4）。

[入院诊断]　癫痫持续状态，去脑强直状态，缺血缺氧性脑病，空气栓塞（脑、肺）？心律失常，室性心动过速，气管插管术后，有创呼吸机辅助通气，肺部感染，吸入性肺炎？胸腔积液，纵隔积气，气腹，皮下气肿，贲门失弛缓术后。

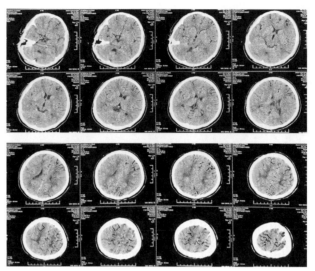

图 23-2　双侧脑室旁及双侧半卵圆中心低密度影，脑沟积气

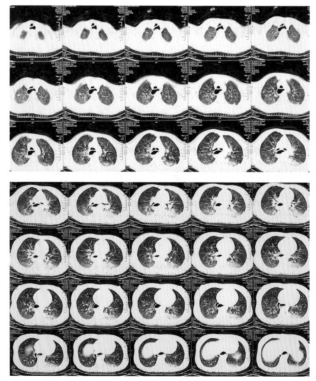

图 23-3　双肺感染性改变。食管腔、贲门扩张。双侧胸腔少量积液

笔记

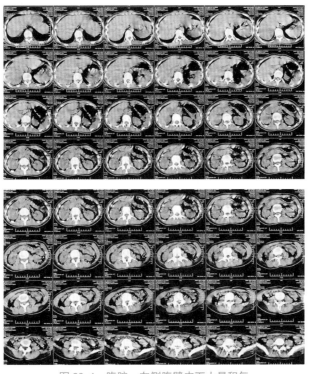

图 23-4　腹腔、左侧腹壁皮下大量积气

[诊疗经过]　给予积极维持生命体征，抗感染、促醒、抗癫痫、营养、补液、纠酸及纠正凝血异常等治疗。

病例分析

该患者为青年女性，既往体健，因意识障碍伴抽搐 2 小时入院，结合患者发病过程及辅助检查结果，其诊断、治疗涉及多系统，初步考虑为站立位拔除锁骨下静脉导管时引发多部位空气栓塞所致。

空气栓塞是指大量气体短时间内进入血循环或原溶于血液内的气体迅速游离，形成气泡阻塞心血管。气体栓塞多由于静脉损伤破裂，外界气体由静脉缺损处进入血流所致。如头颈手术、胸壁和肺创伤损伤静脉、使用正压静脉输液及人工气胸或气腹误伤静脉时，气体

笔记

可被吸气时因静脉腔内的负压吸引，由损伤口进入静脉。

空气栓塞的常见原因为血管与气体相通，血管内压力低于气体压力；输液、体外循环时导管内空气未排尽，导管连接不紧、有裂隙；头颈部手术、严重创伤、术中血容量不足的情况下损伤静脉；加压输液、输血；各种腔镜操作；静脉置管、血管内介入操作；减压病。

空气栓塞在大部分情况下可引起肺动脉栓塞，极少数情况下可引起外周动脉栓塞。其危害与进入循环的空气量、速度、患者体位有关。一般认为 100 mL/s，进入 300 ～ 500 mL，也有认为快速进入 100 mL 即可引起循环衰竭。

典型的症状是早期的神志丧失，可伴有抽搐或其他中枢神经系统症状。有时可发生从行为改变到轻偏瘫的症状和体征。单独的或伴有空气栓塞的过度肺膨胀可产生纵隔和皮下气肿，气胸少见但更严重，咯血或血性泡沫痰提示肺部损害。多数患者起病急骤，突然出现烦躁不安，极度恐惧，呼吸困难，发绀，剧烈的胸、背部疼痛，心前区压抑感，并迅速陷入严重休克状态。体检时，患者的脉搏细弱，甚至触摸不到；血压下降，甚至难以测出；瞳孔散大、心律失常，于心前区可以听到从滴嗒声至典型的收缩期粗糙磨轮样杂音；有时在颈静脉上，可感到血管内气泡在手指下移动。如发病时患者处于头高位，则有可能引起脑血管空气栓塞。此时，患者可出现强直性或阵发性抽搐，意识丧失，或有头痛、头晕、恶心，继而呼吸困难、呼吸微弱，全身发绀、双目失明、肢体瘫痪或抽搐，最后进入休克。

中心静脉导管拔管后出现脑空气栓塞的可能机制：①潜在的右向左分流，包括卵圆孔未闭、先天性房间隔缺损，体外空气直接经导管残留隧道进入静脉系统，通过右向左分流而进入动脉系统，表现为脑动脉内空气栓塞，即反常性空气栓塞；②体位转为坐位后进入中心静脉内的空气逆向流至海绵窦等颅内静脉；③潜在的肺内动静脉短路而直接进入动脉系统。脑动脉内空气栓塞引起脑功能部位梗死易出现神经功能障碍，而脑静脉内空气栓塞主要引起脑静脉回流障碍而导致脑水肿。

发现空气栓塞最敏感的方法是心前区多普勒超声检查，也可以通过血管造影、X线、CT、MRI等检查进一步明确。通过中心静脉导管测定中心静脉压升高，如果能抽吸到空气具有确诊意义。

此病例中患者因贲门失弛缓症经内镜下治疗后出现气腹，后站立位行中心静脉置管拔除，本身存在多种空气栓塞高危因素，拔除后立即出现意识障碍、心律失常，迅速陷入休克状态，影像学检查可见脑沟、纵隔及腹腔多处积气，化验提示心肌梗死标志物及D-二聚体明显升高，考虑多处脏器存在空气栓塞可能。由于患者生命体征不平稳未能继续完善血管造影等检查进一步明确。

病例点评

空气栓塞是威胁生命的并发症，治疗难，预后差，关键在于预防。临床中需及时发现并处理导致空气栓塞的危险因素：①输液、体外循环前认真检查管路，排尽管路中的空气，确保管路无破损，连接紧密；②加压输液、输血时不能离开，注意液体输尽之前关闭导管或更换液体；③大手术术中注意监测CVP，注意补液，防止CVP过低；④各种腔镜操作中防止过度充气；⑤注意患者体位，防止手术操作部位处于较高位置。

一旦发现空气进入，应尽快终止空气继续进入血管：按压封堵空气进入的血管；向手术创面倒入大量生理盐水；停止腔镜下充气，并尽快抽出气体；改变体位使损伤血管静脉压升高。

空气栓塞的紧急处理：①稳定循环，使用升压药维持血压稳定，保证回心血量和心输出量，使气栓破碎溶解；②有中心静脉导管时可将导管放置到空气池内，尽可能将空气抽出；③正压通气，吸纯氧，停止笑气吸入；④心肺复苏、体外膜肺（extracorporeal membrane oxygenation，ECMO）、高压氧治疗。

参考文献

1. HSU M，TREROTOLA S O. Air embolism during insertion and replacement of tunneled dialysis catheters：a retrospective investigation of the effect of aerostatic sheaths and over-the-wire exchange. J Vasc Interv Radiol，2015，26（3）：366-371.

2. MARQUEZ J，SLADEN A，GENDELL H，et al. Paradoxical cerebral air embolism without an intracardiac septal defect. Case report. J Neurosur，1981，55（6）：997-1000.

（任思佳）

024
流行性斑疹伤寒 1 例

病历摘要

患者，女性，56 岁。主因"发热 8 天"急诊入院。

患者 2020 年 8 月 3 日无明显诱因出现发热，体温最高达 39.8 ℃，伴畏寒、寒战、头痛、全身肌肉酸痛，无咳嗽、咳痰、咽痛、流涕，无尿频、尿急、尿痛，无腹痛、腹泻，无黄疸、皮疹等，就诊于当地医院，给予抗感染治疗后（具体不详），仍间断发热，为进一步诊治来我院急诊就诊，以"发热待查"收入院。患者自发病以来，精神、食欲、睡眠差，二便正常，体重无明显变化。

[入院查体] 体温 38.5 ℃，脉搏 91 次 / 分，呼吸 22 次 / 分，血压 125/75 mmHg。神志清楚，精神萎靡，消瘦，全身皮肤黏膜无黄染、皮疹及出血点，双肺呼吸音粗，双下肺可闻及少量湿性啰音，

笔记

121

心率 91 次 / 分，律齐，未闻及杂音，腹软，全腹无压痛、反跳痛，肝、脾肋下未触及，双下肢无水肿，神经系统查体无异常。

[辅助检查] 血常规：WBC 11.74×10^9/L，RBC 3.75×10^{12}/L，Hb 112 g/L，PLT 14×10^9/L，NE% 94.20%；ESR 6 mm/h；PCT 3.23 ng/mL；生化：ALT 109.10 U/L，AST 109.30 U/L，Y-GT 58.48 U/L，ALP 143.93 U/L，ADA 33.10 U/L，LDH 425.20 U/L，α-HDBH 272.30 U/L，ALB 22.90 g/L，葡萄糖测定 6.31 mmol/L；呼吸道病原体检测（-）；G 试验：（1-3）-β-D 葡萄糖 < 10 pg/mL，GM 试验：曲霉菌半乳甘露聚糖 0.41 pg/mL；TB-Ab（-），TB-DNA（-），痰找抗酸杆菌（-）；布氏杆菌试验（-）、HCMV-DNA（-）、EBV-DNA（-）、肥达实验、外斐试验（-）；新型冠状病毒抗体 / 核酸（-）；风湿筛查：相关抗体均为（-）；多肿瘤标志物未见异常。

心脏彩超：心包积液（少量），三尖瓣轻度关闭不全，左室收缩舒张功能减低。腹部彩超：腹盆腔少量积液，肝、胆、胰、脾、双肾未见异常。胸部 CT：双肺下叶炎性改变，双侧胸膜增厚，心包积液。骨穿：骨髓粒系比例增高，红系比例偏低，巨核细胞 49 个，血小板少见。基因二代测序（表 24-1）：普氏立克次体。

[诊疗经过] 诊断立克次体病（流行性斑疹伤寒）明确，给予多西环素、莫西沙星抗感染治疗好转出院。

表 24-1　基因二代测序

革兰染色	属			种		
	属名	相对丰度（%）	系列数	种名	鉴定置信度（%）	序列数
G⁻	立克次体属 *Rickettsia*	21.5	215	普氏立克次体 *Rickettsia prowazekii*	99.0	143

病例分析

患者为老年女性，急性起病，以发热为主要临床表现，表现为持续性发热，病程中有畏寒、寒战、头痛、全身肌肉酸痛，但无明确的定位症状和体征，化验炎性指标偏高，血小板低，肝功能异常，呼吸道病原体、痰培养、G 试验、GM 试验、TB-Ab、TB-DNA、痰找抗酸杆菌、布氏杆菌试验、HCMV-DNA、EBV-DNA、肥达实验、外斐试验、新型冠状病毒抗体 / 核酸均为阴性，3 套血需氧、厌氧培养未见细菌生长，风湿系列、多肿瘤标志物、骨穿均未见明显异常，基因二代测序提示普氏立克次体感染，最终流行性斑疹伤寒诊断明确，给予多西环素后患者体温明显下降，病情好转。

流行性斑疹伤寒（epidemic typhus）又称虱传斑疹伤寒（louse-borne typhus），是由普氏立克次体引起，以人虱为传播媒介所致的急性传染病。临床特征：全身感染症状严重、急性起病、稽留型高热、剧烈头痛、皮疹、中枢神经系统症状。

诊断要点：①流行病学资料，当地有斑疹伤寒流行或 1 个月内去过流行区，有虱叮咬史及与带虱者接触史；②临床表现，出现发热、剧烈头痛、皮疹与中枢神经系统症状；③实验室检查，外斐反应的滴度较高（1：160 以上）或呈 4 倍以上升高即可诊断。

流行性斑疹伤寒治疗包括：①一般治疗，休息和营养管理；②病原治疗，应用多西环素、四环素；③对症治疗，剧烈头痛者给予止痛镇静剂，补充血浆、低分子右旋糖酐等，短期应用肾上腺皮质激素，慎用退热剂，以防大汗虚脱。

📋 病例点评

流行性斑疹伤寒是一种由普氏立克次体感染所致的急性传染病，患者是唯一的传染源，病后第 1 周传染性最强，一般不超过

3 周，传播媒介以体虱为主，头虱次之，其适宜生活于 29 ℃左右环境中，当患者发热或死亡，人虱移至新宿主而引发新的感染与传播；人群普遍易感，多数患者病后可获相当持久的免疫力，少数因免疫力不足偶尔可再次感染或体内潜伏的立克次体再度增生引起复发。

流行性斑疹伤寒的诊断较困难，因为其无特异性临床特征，以该病例为例，患者表现为高热、头痛、肌肉酸痛、化验炎症指标升高、血小板降低，但无特征性皮疹，外斐试验阴性，因此，尽管低廉的抗菌药物如四环素类药物即可取得较好治疗效果，但多数患者常因诊断困难而延误治疗。

外斐反应：因变形杆菌属的 X19、X2、Xk 菌株的菌体抗原与立克次体有共同的抗原，故可用这些菌株的 O 抗原代替立克次体抗原与患者血清进行凝集反应，检测患者血清中相应抗体，从而诊断立克次体病。其具有操作简便、价格低廉、技术要求低等特点，尽管缺乏敏感性及特异性，但作为发展中国家立克次体感染诊断的首选检查，对临床医师制定治疗方案有一定指导作用；另外，基因检测学手段目前已成熟，并给治疗带来很多益处，故在治疗期间可发展该手段来协助临床诊疗。

参考文献

1. 张文宏，李太生．发热待查诊治专家共识．中华传染病杂志，2017，35（11）：641-655.

2. 宋贺超，齐文杰．立克次体病的诊治方法进展．临床和实验医学杂志，2014，13（20）：1738-1741.

3. 吴德平，王颖，王锡乐，等．立氏立克次体蛋白抗原基因的表达和重组蛋白抗原的免疫印迹分析．中国人兽共患病杂志，2009，25（10）：931-939.

（窦伟）

025
慢性肾脏病合并急性心力衰竭、呼吸衰竭1例

病历摘要

患者，男性，55岁。主因"规律腹膜透析1年余，胸憋、气紧、双下肢水肿2天，加重5小时"就诊。

患者2018年8月因全身水肿、胸憋、气紧就诊于我院肾内科，诊断为慢性肾脏病5期、心功能Ⅳ级，于9月初进行1次血液透析治疗后，开始规律腹膜透析；2019年8月出现腹透液微浑、腹痛、气紧，伴超滤量减少（600 mL/d），尿量减少（400～500 mL/d），再次就诊于我院肾内科，考虑腹透相关性腹膜炎，予以抗感染、更换腹透管、利尿等治疗后好转出院；9月21日左右出现双下肢水肿、胸憋、气紧，不能耐受轻微体力活动，不能平卧，伴恶心、干呕、干咳、腹胀，无胸痛、咳痰、腹痛等，后自觉上述症状加重，不能耐受，

笔记

于 9 月 23 日就诊于我院急诊科。

[既往史]　高血压、糖尿病、冠心病病史。

[入院查体]　体温 36.5 ℃，脉搏 110 次 / 分，呼吸 30 次 / 分，血压 152/102 mmHg，血氧饱和度 77%。神志清楚，端坐位，颜面部、双侧眼睑水肿，双肺呼吸音粗，可闻及散在湿性啰音，双下肺呼吸音弱，双下肢重度可凹性水肿。

[辅助检查]　血气分析：pH 7.25，PCO_2 52.8 mmHg，PO_2 36.6 mmHg，Lac 4.3 mmol/L，FiO_2 37%；血常规：WBC 12.41×10^9/L、中性粒细胞绝对值 11.47×10^9/L、Hb 86.0 g/L；PCT 5.33 ng/mL；肾功能：BUN 23.2 mmol/L，CREA 775 μmol/L；血清钾 5.63 mmol/L；血清葡萄糖 13.9 mmol/L；心肺四项：CK-MB 7.05 ng/mL、Myo 376.73 ng/mL、cTnI 1.14 ng/mL、BNP > 35 000 pg/mL。

胸部彩超：双侧胸腔积液（中量）；腹部彩超：肾弥漫性病变，腹腔积液（腹膜透析液）；心脏彩超：左房增大，二尖瓣、三尖瓣轻度关闭不全，左室收缩功能减低，EF 49%。

[诊疗经过]　患者病情危重，入院后给予无创呼吸机辅助通气、床旁血液透析＋滤过、美罗培南抗感染、利尿、扩血管、纠正电解质紊乱、营养支持等治疗，后不适症状逐渐好转。

病例分析

本病例特点：①患者为中年男性，慢性病程急性加重，有慢性肾脏病、高血压、糖尿病、冠心病病史；②此次以胸憋、气紧、全身水肿为突出临床表现，症状逐渐加重，伴腹胀、尿量减少；③化验检查结果提示存在心血管系统、呼吸系统、肾脏功能衰竭，同时合并电解质紊乱、高血压、高血糖等；④入院后给予无创呼吸机辅助通气、床旁血液透析＋滤过、美罗培南抗感染、利尿、扩血管、纠正电解质紊乱、营养支持等治疗2周后好转出院。

急性心力衰竭（acute heart failure，AHF）是指继发于心脏功能异常而迅速发生或恶化的症状和体征，并伴有血浆利钠肽水平的升高，既可以是急性起病，也可以表现为慢性心力衰竭急性失代偿（acute decompensated heart failure，ADHF），其中后者更为多见，占70%～80%。

AHF治疗目标依据心力衰竭的不同阶段而不同，早期急诊抢救阶段以迅速稳定血流动力学状态、纠正低氧、改善症状、维护重要脏器灌注和功能、预防血栓栓塞为主要治疗目标；后续阶段应进一步明确心力衰竭的病因和诱因给予相应处理，控制症状和淤血，并优化血压，制订随访计划，改善远期预后。

AHF属急诊常见病，常规的药物治疗主要有利尿剂、扩血管药、正性肌力药、吗啡、抗凝药物等，但当合并多脏器功能衰竭时往往令治疗棘手。2017年中国急性心力衰竭急诊临床实践指南中提到院前和急诊科对于AHF患者的初始评估和处理流程如图25-1所示，从图中可以看到，对于此类危重患者，相比于治疗原发病，早期的识别和评估、稳定循环、稳定呼吸更为重要。这里，不得不提的就是关于氧疗和肾脏替代治疗的认识（图25-1）。

慢性肾脏病合并AHF的情况常有发生，此时对于能否使用利尿剂可能会出现疑惑，有研究表明只要患者肺淤血症状可以纠正，就可以使用利尿剂，随着心功能的改善，肾功能也可以恢复。但出现下列情况者建议进行肾脏替代治疗：①严重高钾血症（＞6.5 mmol/L）；②严重酸中毒（pH＜7.2）；③血清尿素氮水平≥25 mmol/L（≥150 mg/dL），血肌酐≥300 mmol/L。

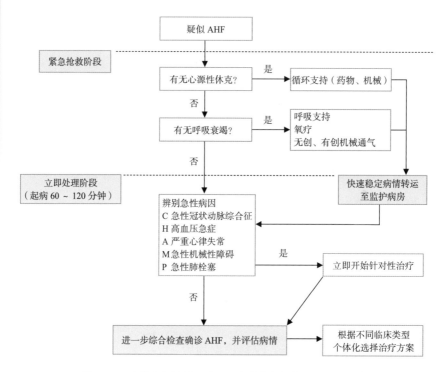

图 25-1　院前和急诊科对于 AHF 患者的初始评估和处理流程

对于 AHF 患者的氧疗，指南中指出：①适用于呼吸困难明显伴低氧血症（$SaO_2 < 90\%$ 或 $PO_2 < 60$ mmHg）的患者；②当常规氧疗方法（鼻导管和面罩）效果不满意时，应尽早使用无创正压通气（non-invasive positive pressure ventilation，NIPPV）；③经积极治疗后病情仍继续恶化或不能耐受NIPPV或是存在NIPPV治疗禁忌证者，应气管插管，行有创机械通气。

对于本例患者，入院后迅速完善相关化验检查，诊断相对明确，急性心功能衰竭是患者此次发病的主要问题，但控制和处理慢性肾衰竭和呼吸衰竭同样是关键问题，在此患者的治疗过程中肾脏替代治疗和氧疗始终起着重要作用。

📋 病例点评

　　该患者本身存在慢性肾衰竭，感染作为首要的诱发因素，导致心血管系统、呼吸系统等多脏器功能衰竭。2005 年初，荷兰学者 Bongartz 等针对心力衰竭合并慢性肾功能不全发病率显著增加，即两种疾病共存时预后显著恶化的临床及病理生理学改变的特点，称其为心肾综合征（cardio-renal syndrome，CRS），按照 Ronco 分型标准将 CRS 分 5 型：Ⅰ型为急性心功能不全导致的急性肾损伤；Ⅱ型指慢性心力衰竭导致的肾功能不全；Ⅲ型指急性缺血性肾功能障碍导致的急性心脏功能受损；Ⅳ型指慢性肾功能不全造成的冠状动脉疾病和心力衰竭等心脏损害情况；Ⅴ型指急性或慢性全身性疾病导致的心肾功能损害。本病例属于Ⅳ型，即慢性肾功能不全造成的冠状动脉疾病和心力衰竭等心脏损害情况。

　　心肾综合征的发病机制复杂，主要包括：①心脏衰竭状态下，心脏和肾脏在血流动力学的相互作用；②动脉粥样硬化对两个器官都有影响；③神经激素的激活；④细胞因子的作用；⑤在慢性肾脏病中，贫血 – 炎症 – 骨代谢轴的改变；⑥肾脏疾病进展导致特有的心脏结构变化。2019 年 AHA 发布的声明中指出，CRS 的治疗策略包括减轻充血（利尿）和超滤。由此可见，心脏和肾脏是相互影响的，其中一个器官的急性或慢性功能障碍可以导致另一个器官的急性或慢性功能障碍，在治疗的时候要综合考虑。

　　因此，对于此类疾病的处理，如果是单纯的药物治疗无法取得良好的效果，而且，随着时间的延长，随时可能对患者的生命造成威胁。在这种情况下，迅速稳定血流动力学状态、纠正低氧、改善症状是治疗的根本，应在常规抗感染、利尿、扩血管的基础上联合使用无创呼吸机辅助通气、床旁血液透析＋滤过治疗，迅速而有效的帮助患者平稳渡过危险期，为后续的进一步治疗提供时机。

参考文献

1. 中国医师协会急诊医师分会，中国心胸血管麻醉学会急救与复苏分会. 中国急性心力衰竭急诊临床实践指南（2017）. 中国急诊医学杂志，2017，26（12）：1347-1357.

2. FERREIRA J P，CHOUIHED T，NAZEYROLLAS P，et al. Practical management of concomitant acute heart failure and worsening renal function in the emergency department. E J Emerg Med，2018，25（4）：229-236.

3. RANGASWAMI J，BHALLA V，BLAIR J E A，et al. Cardiorenal syndrome：classification，pathophysiology，diagnosis，and treatment strategies：a scientific statement from the American heart association. Circulation，2019，139（16）：e840-e878.

（曹婧）

026
溺水致吸入性肺炎 1 例

病历摘要

患者，女性，49岁。主因"溺水后意识障碍10小时余"于2020年4月25日入院。

患者2020年4月24日夜间23时左右患者不慎落水，周围人群救助出水后，出现意识障碍，呼之不应，无抽搐、大小便失禁等不适，于24时左右送县医院抢救，经补液及通畅气道处置后，意识有所改善，遂转诊我科，以"溺水，缺血缺氧脑病？吸入性肺炎？"收入院。

[入院查体] 体温36.5 ℃，脉搏95次/分，呼吸19次/分，血压108/62 mmHg。发育正常，急性病容，嗜睡，呼之可应，对答切题，查体合作。全身皮肤黏膜未见黄染，双肺呼吸音粗，未闻及干、湿性啰音，心率95次/分，律齐，各瓣膜听诊区未闻及杂音，腹部

131

平坦，全腹无压痛、反跳痛及肌紧张，肝、脾肋下未触及，移动性浊音阴性，肠鸣音 3 次 / 分，双下肢无水肿。

[辅助检查] 血常规：WBC 16.39×10^9/L，RBC 4.49×10^{12}/L，Hb 133.0 g/L，PLT 197.0×10^9/L；尿常规：潜血（+），WBC（±），蛋白质（±），酮体（+）；生化：血钾 3.22 mmol/L；心肺四项：CK-MB 60.1 ng/mL，Myo ＞ 4102.0 ng/mL，cTnI 0.22 ng/mL，BNP 218 pg/mL。

腹部 B 超：胃潴留；G 试验：（1-3）-β-D 葡聚糖 130.3 pg/L。头颅 CT 未见明显异常；胸部 CT：右下肺炎（图 26-1）。

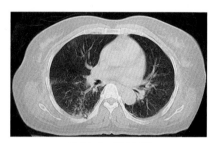

图 26-1 胸部 CT

[初步诊断] 溺水，缺血缺氧脑病？吸入性肺炎？

[诊疗经过] 入院予头孢曲松钠 2 g，1 次 / 日联合莫西沙星 0.4 g，1 次 / 日抗感染治疗，次日 G 试验阳性提示真菌感染，加用米卡芬净钠 150 mg，1 次 / 日，使用 7 天后改为 100 mg，1 次 / 日治疗，患者经抗真菌治疗 10 天后肺部感染好转出院。

病例分析

溺水是最常见的意外死亡原因之一，溺水后吸入性肺炎起病急、发展快、病死率高，是导致溺水相关死亡的最重要因素，吸入性肺炎是淹溺的常见并发症，90% 近乎淹溺的患者会吸入环境中的污水，引起吸入性肺炎。该患者主要表现为溺水后意识障碍，有明确溺水史，入院时处于嗜睡状态，唤醒后言语流利，可正确应答，入院后行胸部CT示右肺可见炎症，诊断明确。

溺水患者根据窒息原因不同可分为湿性淹溺及干性淹溺，湿性淹溺多为水吸入肺内导致窒息，干性淹溺为喉痉挛所致窒息，该患者胸部CT可见右下肺局限病灶表现，考虑为干淹溺。

溺水致吸入性肺炎的致病菌取决于吸入物、口腔定植菌等，污水/河水中含有的病原微生物种类主要包括革兰阴性菌，如产气单胞菌、肠杆菌属等，以及革兰阳性菌，如链球菌和金黄色葡萄球菌，亦发现有真菌如曲霉、毛霉、隐球菌等。在免疫功能正常的患者中曲霉感染不常见，但在溺水致吸入性肺炎患者中短期内可能发生严重的曲霉感染，导致其长期住院或死亡。

赛多孢子菌属在自然界中广泛存在，在溺水患者中亦不能忽视赛多孢子菌的感染。其曾被认为对人类致病性低，然而近年来的研究发现在免疫抑制（如血液肿瘤）、实体器官移植术后或慢性肺结构改变（如肺囊性纤维化）等的患者中，赛多孢子菌可长期定植或引起严重感染。在赛多孢子菌属中可对人类致病的主要是尖端赛多孢子菌和多育赛多孢子菌，由于其菌落形态多变，而且组织病理学形态上与曲霉比较相似，常给初次分离鉴定带来困难。同时，赛多孢子菌属对目前常用的抗真菌药物普遍耐药，这就为临床的诊断和治疗带来了严峻的考验。因此对于溺水患者应该首先考虑真菌的感染，需进行早期的预评估，及时行G试验、GM试验及痰真菌培养、抗原检测等。

基于上述情况入院后该患者及早行真菌筛查，后根据G试验阳性，考虑真菌感染。遂加用米卡芬净钠抗真菌治疗，临床治疗效果可。所遗憾的是没有明确是什么真菌属。

病例点评

对于因溺水，特别是因污水源而入院的患者，早期病原学检查对抗感染治疗至关重要。在临床诊治思路中一定要有污水中含有多种病原微生物的概念，应高度重视溺水后继发细菌性肺炎甚至真菌性肺炎，早期通过多种手段获取病原学结果，并联合经验性抗真菌治疗可有效提高治愈率。对于重症需要机械通气治疗的患者及时进行支气管镜检查协助病原体检测，指导抗感染治疗有助于改善预后。

参考文献

1. 费广茹，孙宛君，王东升，等.溺水后吸入性肺炎 18 例.中国感染与化疗杂志，2019，19（03）：259-262.

2. 中国心胸血管麻醉学会急救与复苏分会，中国心胸血管麻醉学会心肺复苏全国委员会，中国医院协会急救中心（站）管理分会，等.淹溺急救专家共识.中华急诊医学杂志，2016，25（12）：1230-1236.

（成丽英）

027
脾动静脉瘘 1 例

病历摘要

患者，男性，34 岁。慢性起病，主因"腹泻 2 月余，加重 1 天"入院。

患者 2019 年 3 月被父亲用脚板踢中腹部后出现疼痛，持续 5 ~ 6 分钟可以缓解，约 5 天后出现腹泻，约 10 次 / 日，为黄色水样便，就诊于当地诊所按胃肠炎治疗后腹泻未见好转，次数较前增加，最高达 30 次 / 日，就诊于当地市级医院，肠镜检查提示"结肠水肿、结肠炎"，按结肠炎治疗腹泻未见好转，次数较前增多。4 月 27 日患者自觉腹部胀痛、腰痛，伴恶心、呕吐，呕吐胃液，转至某医院，行胸腹部 CT 检查提示"胸腔、腹腔、盆腔积液"，行腹腔置管引流术，引流出血性腹腔积液约 800 mL，考虑病情危重，次日行剖腹探查术，术中见"后腹膜广泛血肿，腹主动脉可见活动性出血"，予血管修补术后腹胀症状较前明显缓解，仍有腹泻，约 10 次 / 日。腹腔引流液持续可见，每天约 2000 mL，颜色由红色逐渐变黄色。5 月 11 日无明显诱因出现呕鲜血，胃镜检查提示"食管静脉曲张、硬化治疗"。5 月 14 日腹腔引流液变红，伴大便失禁，为求进一步治疗于 5 月 15 日入院。

[既往史] 高血压病史 6 年；10 年前因外伤行脾切除术；2019 年 4 月 28 日行腹主动脉根部修补术。青霉素过敏。否认其他药物及食物过敏史；否认肝炎、结核、疟疾等传染病史；否认糖尿病、冠心病、高血压等病史。

[入院查体] 体温 38.6 ℃，脉搏 97 次 / 分，呼吸 20 次 / 分，血压 130/91 mmHg。体型消瘦，慢性面容，表情痛苦，神志清楚，查体合作，双侧瞳孔等圆等大，对光反射可，直径约 3 mm，呼吸稍快，双肺呼吸音粗，未闻及干、湿性啰音及胸膜摩擦音，心尖冲动有力，心率 97 次 / 分，律齐，各瓣膜未闻及杂音，腹部正中见一纵行 5 cm 长手术瘢痕，腹平软，无压痛、反跳痛，左中腹可闻及收缩期喷射样杂音，肠鸣音活跃，约 6 次 / 分，双下肢无明显水肿。

[辅助检查] 血常规：WBC 12.98×10^9/L，HB 104 g/L，MCV 74.3 fL，PLT 485×10^9/L，NE 13.43×10^9/L，NE% 84.9%；CRP 5.727 mg/L；生化：TB 67.2 μmol/L，DB 43.6 μmol/L，NAP 170.9。

腹部超声示腹腔可见游离液体，测肝肾间隙深 2.0 cm，右下腹深 2.1 cm，腹腔积液，胆囊体积增大考虑淤胆；腹部增强 CT（图 27-1）：脾静脉增宽，脾动脉迂曲扩张；腹部血管 CT+ 三维重建见图 27-2。

[初步诊断] 腹泻原因待查，脾动静脉瘘（splenic arteriovenous

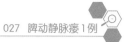

fistula，SAVF）？上消化道出血，食管胃底静脉曲张破裂出血，血小板增多症，高血压2级（低危组），腹主动脉根部修补术后，脾切除术后。

[诊疗经过]　腹部增强CT检查提示脾静脉瘤样扩张，考虑不除外脾动静脉瘘，行数字减影血管造影（图27-3）发现脾动脉主干走行正常，脾门部可见脾静脉瘤样扩张，给予7F球囊封堵脾动脉，将3F微导管超选择插至脾动脉远端进行栓塞。患者栓塞治疗后腹泻症状缓解。复查腹部CT（图27-4）对比之前影像学好转。

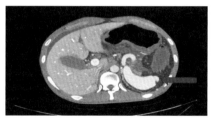

图 27-1　腹部增强 CT

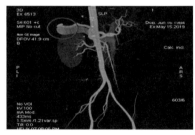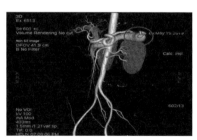

图 27-2　腹部血管 CT+ 三维重建

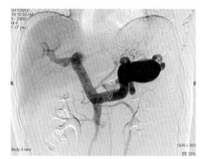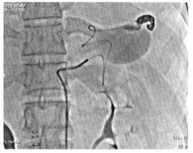

图 27-3　数字减影血管造影

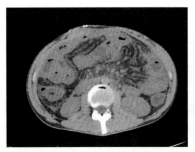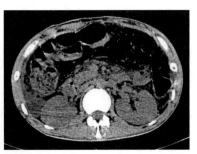

图 27-4　复查腹部 CT

病例分析

患者因外伤后出现腹泻样症状，并在数日内出现腹腔积液并且为血性液体，考虑血管问题可能性大，辗转于多家医院给予血管修补术，但症状改善不明显，故行 DSA 检查发现脾门部可见脾静脉瘤样扩张，考虑脾动静脉瘘，给予脾动脉栓塞治疗症状得以缓解。

脾动静脉瘘是一种罕见的疾病，多见于女性，男女之比为 1 : 4，有先天性和后天性两种，先天性占 20%，后天获得性占 80%，前者以脾动脉瘤破裂、先天血管畸形多见，后者以外伤和医源性损伤（脾切除术后、上腹部手术等）多见，另有罕见病例报道与霉菌性栓子有关。

常见病因：①自发性脾动脉瘤破入脾静脉；②脾切除或脾动脉结扎后；③腹部创伤后。有学者统计脾动静脉瘘脾大占 55%，门静脉高压占 45%，食管胃底静脉曲张占 52%，胃肠道出血占 45%，腹腔积液占 35%，腹泻占 19%。临床表现取决于瘘口的位置和大小。早期可无症状或出现门静脉高压、食管胃底静脉曲张、呕血、腹泻、心力衰竭等，晚期可能出现肝硬化、肝性脑病、门静脉血栓等。

传统治疗脾动静脉瘘多采用手术，常用方式为脾切除和瘘管结扎或切除。但很多患者出现门静脉压高，食管胃底静脉曲张，全肠道水肿腹腔压力高，采用手术方式难度系数大，风险高。而血管内治疗凭借着创伤小，术后恢复快，预后好，显著提高患者的生活质量，成为目前脾动静脉瘘治疗的首选方法。针对该患者，其已经出现食管胃底静脉曲张、肠道严重水肿、腹腔压力高，结合近期有剖腹探查史，手术治疗风险高，因而采取创伤小的介入治疗，患者术后恢复快，避免了二次开腹。

病例点评

　　患者10年前因外伤行传统脾切除术，术中集束结扎脾动静脉，血管弹性纤维受损，脾动脉残端压力较脾静脉高，两血管壁之间增生形成假性动脉瘤。此次腹部外伤使假性动脉瘤破裂，高压的脾动脉血流入脾静脉形成瘘的可能性大。该患者形成门静脉高压的原因可能是高压脾动脉血流入脾静脉，使脾静脉的血流量增多，致使门静脉血流量增加导致门静脉压力增高，从而引发患者出现门静脉高压的表现，例如腹腔积液、胃底食管静脉曲张，且高压脾动脉血流入脾静脉后引起门静脉压升高，后者导致肠系膜上静脉压力增高，胃肠道血液回流减慢，胃肠血管压力增高致使肠腔内液体增多、肠道黏膜屏障破坏，从而出现严重腹泻。

　　脾切除术后血小板破坏场所急剧减少，且脾切除术后脾静脉回流的血液基本消失，门静脉系统血流量明显减少，门静脉压力下降，血流速度减慢；加之患者长期禁食水、腹泻导致液体丢失过多，进而血液浓缩，这些情况都可以导致患者出现血小板升高。

参考文献

1. 褚海波，赵志清，钱学江，等. 外伤性脾动静脉瘘致上消化道大出血一例. 中华

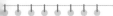 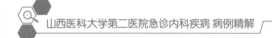
普通外科学文献（电子版），2010，4（5）：432-433.

2. DESHPANDE A，WOLFSON D，MADANICK R D. Clinical challenges and images in GI. Splenic arteriovenous fistula. Gastroenterology，2008，135（1）：19，329.

3. GARRETT H E Jr，MACK L. Coil embolization of spontaneous splenic arteriovenous fistula for treatment of portal hypertension. Am J Case Rep，2017，18：386-390.

4. WOZNIAK W，MLOSEK R K，MILEK T，et al. Splenic arteriovenous fistula–late complications of splenectomy. Acta Gastroenterol Belg，2011，74（3）：465-467.

（刘铮　罗遵义）

028
脾脓肿伴发消化道出血 1 例

病历摘要

患者，男性，51 岁。2020 年 8 月 15 日出现上腹阵发性隐痛，伴随发热、寒战，体温最高 40 ℃。伴黄色稀水样便，7 ～ 8 次 / 日，就诊于我科，诊断为"脓毒症、脾脓肿下肢静脉血栓"，行超声引导下脾脓肿液化区穿刺抽液，并予以抗感染等治疗，于 9 月 2 日出院，出院后规律服用醋酸泼尼松片、阿司匹林、利伐沙班，上述症状未再出现。9 月 17 日下午 5 时再次出现左上腹痛，持续不缓解，自行服用"布洛芬"上述症状可稍缓解，为进一步治疗就诊于我科。

[既往史] 1 年前诊断自身免疫性溶血性贫血、脾大，未予规律诊治。否认高血压、糖尿病、冠心病，否认肝炎、结核等病史，否认输血史，否认食物、药物过敏史。

[入院查体]　体温 36.5 ℃，脉搏 126 次 / 分，呼吸 22 次 / 分，血压 130/69 mmHg。发育正常，营养中等，神志清楚，痛苦面容，被动体位，言语流利，查体合作，左眼失明，全身皮肤无发绀，无皮肤黄染，双肺呼吸音粗，未闻及明显干、湿性啰音，心率 126 次 / 分，律齐，腹软，左上腹疼痛（＋），墨菲征（－），无反跳痛，肝、脾肋下未触及，双下肢无明显水肿。

[辅助检查]

1. 血常规的变化（图 28-1）。

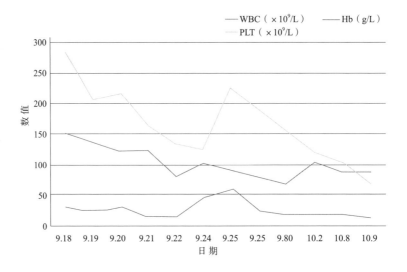

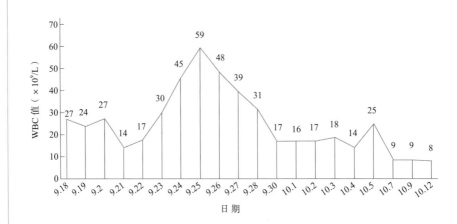

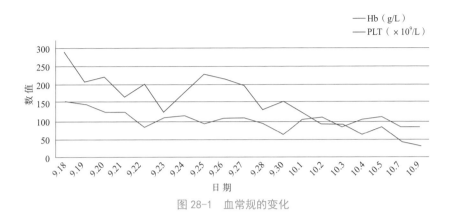

图 28-1 血常规的变化

2. 腹部 CT（2020-9-18）（图 28-2）：脾脏感染，左侧胸腔积液、肺气肿。

3. 腹部增强 CT（2020-9-19）（图 28-3）：脾动脉、肝固有动脉、肠系膜下动脉、肠系膜上静脉显示欠清、门静脉高压、腹腔积液、脾静脉栓塞。

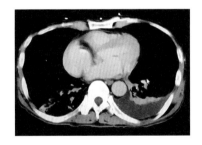

图 28-2 腹部 CT

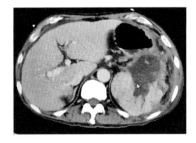

图 28-3 腹部增强 CT

4. CRP 和 PCT 的变化（图 28-4、图 28-5）。

[初步诊断] 脾脓肿、胸腔积液。

[诊疗经过] 患者 8 月 15 日因上腹阵发性隐痛，伴随发热、寒战，诊断为"脓毒症，脾脓肿"，此次再次出现左上腹痛，经过体征、影像学检查及血常规检查考虑脾脓肿可能性大，给予头孢曲松钠 2 g/ 次，1 次 /12 小时，因血常规 WBC 和症状改善不明显，考虑

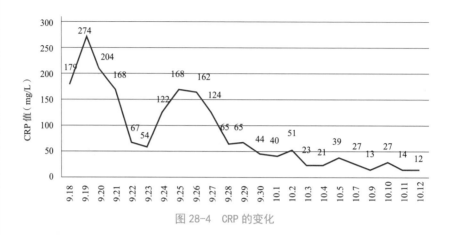

图 28-4　CRP 的变化

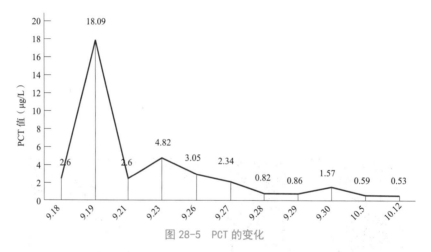

图 28-5　PCT 的变化

5. 凝血功能和 D-Dimer 的变化（图 28-6、图 28-7）。

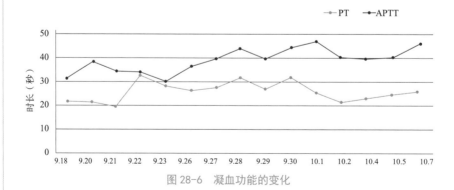

图 28-6　凝血功能的变化

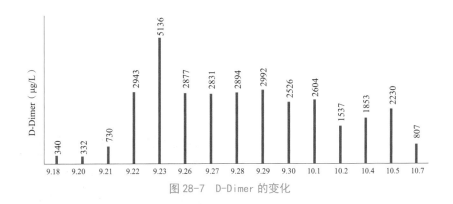

图 28-7　D-Dimer 的变化

感染控制不佳，于 20 日更换抗菌药物为美罗培南 1 g/ 次，1 次 /8 小时，并加用奥硝唑 250 mL/ 次，1 次 /12 小时，腹痛症状无法缓解，行立位腹部 X 线（2020-9-20）提示肠梗阻（图 28-8），给予灌肠、禁饮食、胃肠减压，患者仍存在腹痛缓解不明显，考虑腹痛为脾脓肿引发，再次行腹部超声提示脾脏液化量少，无法穿刺。

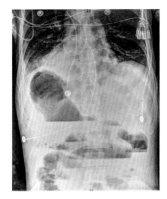

图 28-8　立位腹部 X 线

9 月 22 日患者出现大量黑便且胃肠减压出现大量血性液体，立即行胃镜示大量血凝块，肾上腺素局部止血，胃镜后患者仍有黑便，复查 Hb 79 g/L，凝血功能 PT 32.6 秒；给予输注人凝血酶原复合物 600 U 和血浆 400 mL，并于当日 17：00 行介入将胃左动脉栓塞。

9 月 23 日血培养提示枯草芽孢杆菌（革兰阳性菌），加用万古霉素；血气分析：PCO_2 28.7 mmHg，PO_2 48 mmHg，考虑 I 型呼吸衰竭，给予面罩给氧。因 WBC 45×10^9/L，异常性增高，做骨髓穿刺和外周 NAP 提示为感染导致。

9 月 24 日患者再次出现腹痛并且伴随发热，复查血常规 WBC 增高，考虑不除外耐药肺炎克雷伯菌感染，因此加用替加环素；

笔记

26日未再出血，且侧腹内压正常，给予鼻饲管进流食。27日行超声示：脾脏液性暗区，脾坏死，行脾脏穿刺抽液体150 mL，同时将引流液送病原学检查和高通量测序技术（next generation sequencing，NGS）。

9月30日患者再次便鲜血，量200 mL，增强CT示胃左动脉及腹腔干纤细，肝动脉、脾动脉、肠系膜下动脉未见造影剂充盈，结合19日腹部CT（图28-9）结果：考虑

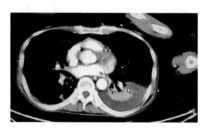

图28-9 腹部CT

细菌性栓塞可能性大；门静脉多支血管闭塞，血管造影未见明显血液渗出，血压下降到70/40 mmHg，心率98次/分，给予输注浓缩红细胞4 U，并间泵入羟胺维持血压。复查血常规：WBC 17.7 × 10^9/L，HB 67 g/L，PLT 151 × 10^9/L，NE 12.3 × 10^9/L；CRP 44.67 mg/L；PT 31.6秒，APTT > 44.8秒；FIB 1.26 g/L；D-Dimer 2526 ng/mL。生化：TBIL 62.65 μmol/L，DBIL 24.3 μmol/L，ALB 23.4 g/L。

10月1日再次便血3次，量约600 mL，胃镜示胃底大片溃疡，未见新鲜出血灶；因30日行腹部增强CT提示多支血管病变，不除外大动脉炎，加用激素治疗。胃镜未见出血考虑不除外小肠和结肠出血，给予胃管打入矛头蝮蛇血凝酶止血4 U+0.9% NS 20 mL，1次/8小时。

10月2日，NGS和脓液培养回报均提示为沙门菌，根据药敏结果提示调整抗菌药物为左氧氟沙星+头孢哌酮舒巴坦+替加环素。10月9日复查血常规提示血小板进行性下降，考虑不除外药物不良反应停用替加环素。10月13日患者无腹痛，血常规、感染指标好转，转普外科行脾切除手术治疗，24日出院。

笔记

病例分析

　　患者此次就诊为腹痛，结合发病前 15 天因"脓毒症 脾脓肿"住院治疗情况，考虑脾脓肿复发，患者 9 月 2 日出院后规律服用"醋酸泼尼松片、阿司匹林、利伐沙班"，出院证明确写明建议回当地医院继续输注消炎药物、定期复查腹部超声，必要时行超声引导下穿刺引流术，患者未遵医嘱执行，因"自身免疫性溶血性贫血"规律口服激素、下肢静脉血栓自行口服抗凝药，也未口服抗菌药物控制感染是导致此次疾病恶化的首要原因。

　　脾脓肿（abscess of spleen）是一种少见疾病，脾脏脓肿的发生率在 0.14% ～ 0.4%。脾脏是血液中微生物的吞噬活动中心，具有抵抗局部感染的免疫能力，一般不易发生感染。临床表现多不典型，常缺乏特异性症状。患者绝大多数有发热，热型不定。常见细菌有链球菌、葡萄球菌、沙门菌等，最常见病因为亚急性细菌性心内膜炎、腹部脏器严重感染。病灶早期以急性炎症反应为主，随之病灶局限，并发生液化坏死，周边形成以毛细血管、纤维细胞和炎性细胞为主的脓肿壁。早期超声检查对于明确诊断不难，首要的治疗就是消炎和穿刺引流清除感染病灶。

病例点评

　　患者诊断脾脓肿，因溶血性贫血长期口服激素，又未使用抗菌药物治疗，导致脾脓肿复发。患者此次脓液 NGS 和培养都提示沙门菌。沙门菌是一种常见的食源性致病菌，革兰阴性杆菌，对于很多抗菌药物都是敏感的（表 28-1）。患者行腹部增强 CT 提示为胃左动脉及腹腔干纤细，肝动脉、脾动脉、肠系膜下动脉未见造影剂充盈，考虑不除外菌栓和血栓，因患者此次发病期间多次出现消化道出血的症状，无法使用抗凝药物治疗。

患者发病期间多次出现消化道出血考虑与感染有关，因患者脾脓肿的感染病灶一直存在，虽然使用大量的强力的抗菌药物，但是脾脓肿液化不明显，故引发凝血功能出现问题。患者因腹痛饮食欠佳导致胃酸分泌增多，从而在多种因素作用下，造成上消化道出血，当患者血红蛋白稳定，腹痛症状改善，腹内压压力低时，应指导患者进食，以减少胃肠道出血的风险。

表 28-1　成人非伤寒沙门菌感染的抗菌药物治疗

治疗指征	抗菌药物	剂量（途径）	疗程（日）
抢先治疗	环丙沙星	500 mg、bid（口服）	2 ～ 3
重症胃肠炎	环丙沙星 甲氧苄啶 - 磺胺甲噁唑 阿莫西林 头孢曲松钠	500 mg、bid（口服）或 400 mg、q 12 h（静脉注射） 160/800 mg、bid（口服） 1 g、tid（口服） 1 ～ 2 g、qd（静脉注射）	3 ～ 7
菌血症	头孢曲松钠 环丙沙星	2 g、qd（静脉注射） 400 mg、q 12 h（静脉注射），随后 500 mg、bid（口服）	7 ～ 14
心内膜炎或动脉炎	头孢曲松钠 环丙沙星 氨苄西林	2 g、qd（静脉注射） 400 mg、q 8 h（静脉注射），随后 750 mg、bid（口服） 2 g、q 4 h（静脉注射）	42
脑膜炎	头孢曲松钠 氨苄西林	2 g、q 12 h（静脉注射） 2 g、q 4 h（静脉注射）	14 ～ 21
其他局部感染	头孢曲松 环丙沙星 氨苄西林	2 g、qd（静脉注射） 500 mg、bid（口服）或 400 mg、q 12 h（静脉注射） 2 g、q 6 h（静脉注射）	14 ～ 28

参考文献

1. KUBORI T，ODA M，KAMEYAMA M，et al. Multiple sclerosis following splenectomy as a treatment for idiopathic thrombocytopenic purpura. Internal medicine，2005，44（7）：747-749.

2. 李亚轻，王紫倩，张黎，等 . 食管主动脉瘘致多发性脾脓肿一例 . 中华内科杂志，2020，59（9）：718-720.

3. 张溥，李登科，孙文兵，等 . 高毒力肺炎克雷伯菌性肝脓肿的研究现状与进展 . 中华肝胆外科杂志，2020，26（12）：949-953.

（刘铮）

029
人工肝治疗急性肝衰竭 1 例

病历摘要

患者，女性，47 岁。主因"皮肤及巩膜黄染 10 余天"入院。

患者 2019 年 11 月 23 日出现皮肤及巩膜黄染，同时有浓茶色尿，伴乏力、厌油腻饮食，不伴恶心、反酸、呕吐、腹痛、腹胀，不伴发热，无陶土色大便，发病前静脉输注头孢类药物 5 天，就诊于当地医院消化科，化验肝功能：AST 712.0 U/L，ALT 194.40 U/L，TBIL 248.91 μmol/L；DBIL 146.72 μmol/L，IBIL 102.91 μmol/L；ANA（1 ： 320 颗粒型），AMA-M2 阳性，予谷胱甘肽保肝治疗 3 天效果不佳，遂于 2019 年 12 月 3 日入住我科。

[入院查体] 体温 36.7 ℃，脉搏 93 次 / 分，呼吸 20 次 / 分，血压 135/79 mmHg。发育正常，营养中等，神志清楚，自主体位，

言语流利，对答切题，查体合作。皮肤黏膜黄染，皮肤弹性良好，无皮疹，无皮下结节，无皮下出血点，腹部可见散在烫伤，伤口干燥，无肿块，无蜘蛛痣及肝掌。全身浅表淋巴结未触及肿大。眼睑无水肿，结膜无充血，巩膜有黄染，双侧瞳孔等大等圆，瞳孔对光反射灵敏。双肺呼吸音清，未闻及干、湿性啰音，心率93次/分，律齐，各瓣膜听诊区心音正常，未闻及杂音，未闻及心包摩擦音。腹软，全腹无压痛，反跳痛，肝肋下未触及，脾位于左锁中线肋下约1横指，未触及肿块。

[辅助检查] 化验肝功能及凝血功能显著异常。

[诊疗经过] 结合病史及化验检查结果，初步诊断为急性肝功能衰竭，考虑药物所致可能性大，予护肝、纠正凝血功能、人工肝支持（血浆置换4次＋血液滤过3次）等治疗，化验血常规示连续3天转氨酶、凝血功能维持稳定，TBIL低于200 μmol/L，甲胎蛋白明显升高，患者病情稳定，院外继续保肝治疗。

病例分析

急性肝功能衰竭是指原来无肝脏基础性疾病而短时间内发生大量肝细胞坏死及严重肝功能损害，并引起肝性脑病的一组严重临床综合征。其临床特点是以往无慢性肝病史，骤然起病，迅速出现黄疸、肝功能衰竭、出血和神经精神症状等，短期内可合并多器官功能障碍综合征。

肝脏是维持凝血与抗凝平衡的重要器官，人体血浆中大部分凝血因子、生理性抗凝血因子及纤维蛋白溶解因子都是在肝脏合成的。此外，肝脏还具有灭活及清除活化凝血因子的功能。急性肝功能衰竭患者肝功能存在明显障碍，凝血因子合成减少、消耗显著增加，出现纤溶亢进，引起不同程度的凝血功能紊乱。

急性肝功能衰竭病理学基础是肝组织内炎症反应、肝细胞大量破坏，肝细胞坏死后能否及时有大量的肝细胞再生，决定了肝功能衰竭的临床预后。甲胎蛋白（Alpha fetoprotein，AFP）是胎儿早期主要血浆糖蛋白之一，是检测原发性肝癌的主要标志之一。然而，其在非肿瘤性肝病患者中也可以暂时升高，随肝功能改善而逐渐恢复正常。

正常人肝细胞失去合成 AFP 的能力，临床上只有肝细胞有丝分裂旺盛和（或）产生幼稚肝细胞时，AFP 才将再现。在临床上，AFP 检测常用于诊断原发性肝癌，也可用于了解肝细胞再生情况。

患者入院后化验肝功能、凝血功能指标明显异常，给予护肝、输注成分血等对症治疗后，肝功能较前稍有好转，但凝血功能依然紊乱，考虑仍有肝细胞坏死，肝细胞再生微环境差，后给予人工肝支持，患者肝功能、凝血功能维持稳定，且 AFP 明显升高，考虑患者肝细胞再生微环境有所好转，肝脏合成、代谢等功能已有所恢复，患者病情趋于稳定。

人工肝支持系统是目前治疗肝衰竭不可或缺的重要手段，通过体外的一个理化或生物装置暂时性替代肝脏功能，清除体内有毒物质，代偿肝脏生理功能，从而使得肝细胞得以再生直至自体肝脏恢复或等待机会进行肝移植。其包括血液透析、血液滤过、血液灌流、血浆置换、免疫吸附等以上多种技术的联合应用。患者在治疗期间结合肝功能、凝血功能及 AFP 的指标变化，先后进行了 4 次血浆置换和 3 次血液透析滤过。

血浆置换是将患者血液引出体外，经过膜式血浆分离方法将患者的血浆从全血中分离出来弃去，然后补充等量的新鲜冷冻血浆或人血白蛋白等置换液，这样便可以清除患者体内的各种代谢毒素和致病因子，从而达到治疗目的。

血浆透析滤过是一种集成血液净化技术，将血浆成分分离技术和血液透析滤过技术进行集成，使用膜型血浆成分分离器作为血液净化器，透析液在中空纤维膜的外侧流动，利用弥散原理实现对小分子物质的清除，使用置换液利用对流原理使中、大分子物质通过纤维膜滤过清除，从而达到治疗目的。

病例点评

该患者发病前曾静脉输注头孢类药物，结合头孢类药物的不良反应，考虑药物引起的急性肝功能衰竭。本病的主要临床特征是起病急，进展迅速，可导致多发脏器功能衰竭而危及生命。治疗上在保肝、对症治疗的基础上，需积极行人工肝治疗以改善肝细胞再生微环境，恢复肝功能，减少各种致病因子对机体的损害，必要时行肝移植术控制病情的发展。

参考文献

1. 中华医学会感染病学分会肝衰竭与人工肝学组，中华医学会肝病学分会重型肝病与人工肝学组. 肝衰竭诊治指南（2012年版）. 中华肝脏病杂志，2013，21（3）：177-183.

2. 卢清. 人工肝治疗重型肝炎的现状与评价. 中华肝脏病杂志，2006，14（9）：686-687.

3. 刘大为，杨荣利，陈秀凯. 重症血液净化. 北京：人民卫生出版社，2017：222.

4. 董晓玉. 联合检测凝血四项、D-二聚体、纤维蛋白/纤维蛋白原降解产物对肝病患者的临床价值. 血栓与止血学，2016，22（3）：283-285.

5. 付政文. 止凝血功能指标在乙肝、肝硬化及肝衰竭患者中的变化规律. 血栓与止血学，2017，23（4）：609-611.

（李伟亮）

030
失血性贫血引起的心肌梗死1例

病历摘要

患者，女性，62岁。主因"呕血15小时"来诊。

患者2020年12月20日7时许早餐后呕暗红色胃内容物，量约300 mL，伴乏力，由家属送入当地医院，当时测血压136/90 mmHg，完善检查，血常规检查示Hb 46 g/L，心肌梗死标志物：cTnI 1.18 ng/mL，CK-MB 14.8 ng/mL，其余参见表30-1；心电图示窦性心律，ST-T异常（图30-1）。给予留置静脉通路，转来我院。

[既往史]　2型糖尿病病史10余年，平素口服二甲双胍，血糖控制尚可，否认冠心病、高血压病病史。

[入院查体]　体温36.2 ℃，脉搏96次/分，呼吸20次/分，血压102/66 mmHg。神志清楚，言语流利，对答准确，全身皮肤湿冷，

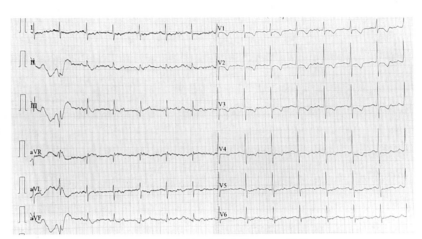

图 30-1　心电图示窦性心律，ST-T 异常

双侧瞳孔等大等圆，直径约 3 mm，光反应灵敏；双肺呼吸音清，未闻及干、湿性啰音；心率 96 次 / 分，律齐，各瓣膜听诊区未闻及病理性杂音；腹软，无压痛、反跳痛，墨菲征阴性，肠鸣音 6 次 / 分。双下肢无水肿，双侧病理征未引出。给予输注成分血纠正贫血后，完善胃镜检查示十二指肠球部溃疡。

[初步诊断]　急性上消化道出血，十二指肠球部溃疡，急性非 ST 段抬高心肌梗死。

[诊疗经过]　给予输注成分血、抑酸、补液、对症治疗好转后出院。

表 30-1　入院时血液化验结果

WBC/ (×10⁹/L)	NE/ (%)	CREA/ (μmol/L)	BUN/ (mmol/L)	LAC/ (mmol/L)	PCT/ (ng/mL)	CRP/ (mg/L)
12.5	92%	102.54	17.56	2.4	1.4	169.15

病例分析

消化道出血根据出血部位可以分为上消化道出血和下消化道出

笔记

血。上消化道出血是指 Treitz 韧带以上的食管、胃、十二指肠和胰胆等病变引起的出血，而 Treitz 韧带以下的肠道出血称为下消化道出血。急性上消化道大量出血多表现为呕血，如出血速度快且出血量多，呕血的颜色呈鲜红色，少量出血，则表现为黑便、柏油样便或粪便隐血试验阳性，出血速度过快，在肠道停留时间短，也可以表现为解暗红色血便；下消化道出血一般为血便或暗红色大便，一般可无呕血。

2012 年欧洲心脏病学会（European Society of Cardiology，ESC）发布了由 ESC、美国心脏病学会（American College of Cardiology，ACC）、美国心脏学会（American Heart Association，AHA）和世界心脏联盟（World Heart Federation，WHF）共同制定的第 3 版心肌梗死通用定义：急性心肌梗死指由于心肌缺血而导致的心肌细胞死亡。心肌梗死标准为血清心肌标志物（主要是肌钙蛋白）升高（至少超过 99% 参考上限），并至少伴有一项临床指标：缺血症状；新发生的缺血性 ECG 改变 [新的 ST-T 改变或左束支传导阻滞（left bundle-branch block，LBBB）]；ECG 病理性 Q 波形成；影像学证据显示有新的心肌活性丧失或新发的局部室壁运动异常；冠状动脉造影或尸检证实冠状动脉有血栓。急性心肌梗死可分为 5 种临床类型：1 型，冠状动脉斑块破裂、裂隙或夹层引起的冠脉内血栓形成，从而导致自发性心肌梗死；2 型，继发于心肌氧供需失衡（如冠脉痉挛、心律失常、贫血、呼吸衰竭、高血压或低血压）导致的缺血性心肌梗死；3 型，疑似为心肌缺血的突发心源性死亡，或怀疑为新发生的 ECG 缺血变化或新的 LBBB 的心源性死亡；4 型，与经皮冠状动脉介入治疗（percutaneous coronary intervention，PCI）相关的心肌梗死。5 型，与 CABG 相关的心肌梗死。

该患者以呕血为主诉急诊入院，提示消化道出血的量较快，完善相关化验检查，提示重度贫血，因为重度贫血而引起的心脏冠状动脉供需失衡导致的心肌梗死，属于心肌梗死第 2 型的表现。针对该病例的治疗需要纠正贫血，保证心脏冠状动脉供需平衡之后，再完善胃镜检查，寻找急性上消化道出血的原因为十二指肠球部溃疡，给予抑酸、补液对症处理好转后出院。

病例点评

在这个病例的诊断和治疗中，观察是否仍然有活动性消化道出血，认为有继续出血或再出血时需要及时处理，有下列临床表现可认为有再出血：①反复呕血，黑便次数增多，粪便变稀薄，伴有肠鸣音亢进；②周围循环衰竭的表现，积极补液、输血后未见明显改善或虽有好转而再次出现恶化；③红细胞计数、血红蛋白测定与血细胞比容持续下降；④补液与尿量足够的情况下，血尿素氮再次增高。在该病例评估中，存在肠鸣音亢进，血中尿素氮升高这种情况，可认为仍然有活动性消化道出血的情况。

消化道大量出血后，血红蛋白的分解产物在肠道内重吸收，以致氮质升高称为肠源性氮质血症，一般出血后 1 ～ 2 天达到高峰，出血停止后 3 ～ 4 天可恢复正常。患者出现呕血的情况，一般胃内积血达 250 mL 以上可引起呕血，短时间出血量超过 1000 mL，可引起周围循环衰竭的表现。

该病例虽然来诊时血压正常，但是乳酸已经轻度升高，提示周围循环灌注不足，考虑出血量较大。乳酸水平的升高提示有低氧和低灌注的存在。对于该患者来说，因为消化道出血而出现低灌注，继而导致冠状动脉的供需失衡。鉴于该情况，应积极补充血容量监测乳酸水平，尤其是失血性贫血，需把血红蛋白提升到 90 g/L 以上，避免发生冠状动脉供血不足，另需动态评估低氧和低灌注情况，这对患者预后有较大的指导意义。

参考文献

1. 徐军，戴佳原，尹路 . 急性上消化道出血急诊诊治流程专家共识 . 中国急救医学，2021，41（1）：1-10.

2. 江贵军，吕菁君，魏捷，等 . 不同评分系统对急性上消化道出血继发心肌梗死的预测价值研究 . 临床急诊杂志，2020，21（11）：853-860.

3. ZHENG K X, XU X B, QI X S, et al. Development of myocardial infarction and ischemic stroke after acute upper gastrointestinal bleeding. AME Case Reports，2020，4：20.

4. 陈灏珠，林果为，王吉耀 . 实用内科学 . 14 版 . 北京：人民卫生出版社，2013.

（尚开健）

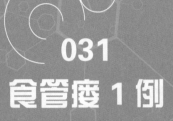

031
食管瘘 1 例

病历摘要

患者，女性，77 岁。主因"发热伴咽痛 7 天，加重 1 天"入院。

患者 2021 年 1 月 26 日出现发热伴咽痛，体温最高达 39 ℃，伴畏寒、寒战，伴颈部肿胀、声音嘶哑、吞咽困难、纳差，有咳嗽、咳白色黏痰，不易咳出，无胸憋、胸痛、肩背反射痛，无恶心、呕吐，当地诊所给予输注克林霉素联合左氧氟沙星治疗，颈部肿胀、声音嘶哑减轻，体温较前下降，仍高于正常。2 月 1 日就诊于当地医院，化验 WBC 7.6×10^9/L，Hb 132 g/L，PLT 24×10^9/L，为求进一步诊治入住我科。

[既往史]　陈旧性脑梗死病史 6 年。

[入院查体]　体温 38.2 ℃，脉搏 120 次 / 分，呼吸 20 次 / 分，

血压 91/60 mmHg。发育正常，营养不良，查体欠合作。颈部轻度肿胀，胸廓无畸形，双肺呼吸音粗，未闻及干、湿性啰音。心率 120 次 / 分，律齐。腹部柔软，无压痛、反跳痛及肌紧张。四肢肌力、肌张力正常，双下肢无水肿，双侧巴氏征（−）。

[辅助检查]　血常规：WBC 16.18×10^9/L ↑，Hb 122 g/L，PLT 45×10^9/L ↓，NE% 73%；CRP 23.62 mg/L；PCT 7.74 ng/mL↑；ESR 22 mm/h；肝肾功能、ASO、凝血及腹部、双下肢血管超声均未见异常；心肌梗死标志物：CK-MB 3.74 ng/mL，cTnI 0.61 ng/mL，Myo 127.8 ng/mL，NT-proBNP 10549 pg/mL。

心电图示窦性心律，ST-T 异常（ Ⅱ 、Ⅲ、aVF、V_2、V_3、V_4、V_5、V_6 ST 段抬高）（图 31-1）；心脏超声：节段性室壁运动异常，室间隔及左室壁变薄、回声增强、向外膨隆。血培养示毗邻颗粒链菌（药敏美罗培南敏感）。胸部 CT 示双肺炎症，心包积液，双主动脉弓畸形可能，颈部及上纵隔脂肪间隙密度增高、积气，考虑感染性病变，甲状腺左叶低密度灶。头颅 CT 示双侧侧脑室旁、左侧基底节区及半卵圆中心缺血灶、脑梗死、老年性脑改变，颈部及上纵隔脂肪间隙密度增高、积气，考虑感染性病变。床旁胃镜考虑食管破裂，胃镜下行钛夹夹闭瘘口，瘘口处可见脓性分泌物流出（图 31-2）；支气管镜下未见气管破裂。上消化道造影：食管破裂，破口位于食管颈段下部前右侧（图 31-3）。

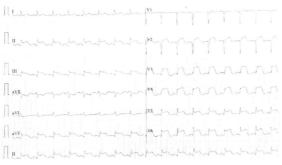

图 31-1　心电图窦性心律，ST-T 异常

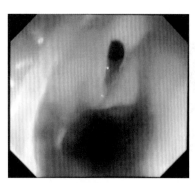
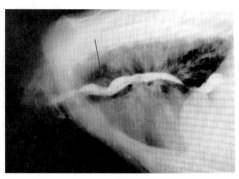

图 31-2　胃镜：食管瘘，鼻空肠营　　　图 31-3　上消化道造影：食管破裂，破
　　　　　养置管术　　　　　　　　　　　　　　　　口位于食管段下部前右侧

[诊疗经过]　①该患者以发热、咽痛、吞咽困难、颈部肿胀为主要临床表现，入院后完善感染相关化验，提示血 WBC、PCT 明显升高，血培养阳性，胸部 CT 提示双肺炎症，若仅为肺部感染，该患者吞咽困难、颈部肿胀如何解释？结合入院头颈部及胸部 CT 均提示颈部及上纵隔脂肪间隙密度增高、积气，考虑感染性病变，给予美罗培南抗感染治疗，体温恢复正常，同时积极寻找颈部、纵隔病变原因。追问患者家属 4 个月前有进食坚硬食物，近期吞咽困难、食欲差，考虑消化道病变不除外，进一步完善胃镜检查提示食管瘘，脓性分泌物，气管镜未见异常。故考虑异物导致食管瘘，引起局部感染，进而发展为菌血症。②治疗上给予留置鼻空肠营养管营养支持，补充白蛋白，祛痰，美罗培南逐渐降阶梯，后改为头孢曲松钠联合替硝唑、莫西沙星等抗感染，后期体温均正常，复查血常规下降、PCT 降至正常，血小板升至正常。③该患者无胸憋、胸痛、肩背放射痛，入院心电图、心脏超声均提示心肌梗死，肌钙蛋白较正常值轻度升高，NT-proBNP 明显升高，因血小板减低，给予美托洛尔、他汀类药物稳定斑块、改善心功能等治疗。

[最后诊断]　食管瘘，颈部软组织感染，菌血症，急性心肌梗死，

笔记

心功能不全，陈旧性脑梗死，双主动脉弓畸形。

病例分析

该患者为老年女性，有陈旧性脑梗死病史，遗留肢体活动不利及吞咽困难、呛咳等。此次发病有吞咽困难、颈部肿胀等表现，相关检查提示颈部、纵隔感染性病变，故详细询问病史，有进食干硬食物史，进一步胃镜提示食管瘘，最终明确诊断，得到及时治疗。

食管瘘是指各种原因所致食管与邻近器官的异常交通，据瘘口连通的部位可分为食管胃吻合口瘘、食管气管瘘、食管纵隔瘘、食管胸腔瘘、食管主动脉瘘等，其中食管主动脉瘘相对少见。食管瘘据病因分为先天性和后天性。目前认为先天性食管瘘是胚胎前原肠发育异常造成的一种严重的消化道畸形，而后天性食管瘘又分为良性及恶性，以恶性食管瘘为主。其中良性食管瘘的主要病因有：外伤、食管异物；严重的食管化学性灼伤；肺、气管、食管、纵隔淋巴结等部位的结核；自发食管破裂等。

对于食管异物取出后，进食时出现呛咳、痰鸣、咳嗽、发热等呼吸道症状时，应考虑食管瘘的可能，及时通过食管造影、胸部CT、电子气管镜、电子胃镜等检查尽早明确诊断。

目前食管瘘的治疗成为胸外科和消化内科医师研究的热点之一。近年随着内镜技术的不断发展，食管瘘的内镜治疗取得良好的效果。食管瘘患者主要面临两个问题：①食物或反流物不断通过瘘口进入呼吸道或胸腔引起的肺部感染或胸腔感染；②长期不能进食导致的营养不良。这两个问题相互促进，持续的感染加重机体耗竭，而长期不能进食导致机体抵抗力降低从而难以控制感染。故食管瘘的治

笔记

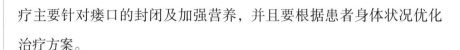

疗主要针对瘘口的封闭及加强营养，并且要根据患者身体状况优化治疗方案。

该患者起病时有咽痛、颈部肿胀，院外仅抗感染治疗，效果差，未进一步完善上消化道造影、胃镜等检查，未及时发现食管瘘，进而病情进展局部感染引起细菌入血，导致菌血症。各种原因所致食管与邻近器官的异常交通即为食管瘘，食管瘘发生后消化道分泌物甚至食物可经过瘘口进入气管、胸腔、纵隔等，常导致致命性感染，且感染较难控制，若食管瘘不能得到及时诊治，常导致多器官功能衰竭甚至死亡。

病例点评

咽痛、颈部肿胀是临床上多见的疾病。多数由炎症引起，如急慢性咽炎、扁桃体炎、腮腺炎，对于声音嘶哑考虑喉炎、声带发炎和肿胀，多就诊于耳鼻喉头颈外科。鉴于该病例的经验，我们遇到儿童、老年人进食干硬、带刺食物出现上述临床表现的患者，应警惕食管瘘。

患者的病史往往是我们诊断的重要线索，病情发展亦多种多样，只有认真关注每一个细节，才会尽快明确诊断、及时治疗，避免延误病情。本病例中，正是我们关注了患者病史、体征，完善食管胃镜检查后最终明确诊断。

临床中应关注食管瘘早期诊断及治疗，以便改善患者预后。对于有明确吞咽异物史、突发吞咽困难、异物感等应尽早明确诊断，早期干预，避免病情加重出现食管瘘、纵隔脓肿、大血管破裂出血等。

参考文献

1. 孟晓明，关晓辉，杨志平．内镜与X线下食管支架置入治疗食管癌性狭窄的临床对比．中国内镜杂志，2010，16（3）：258-260.

2. 杨迪，马洪升，张雪梅，等．食管瘘治疗新进展．华西医学，2015，30（10）：1983-1985.

3. DAI Y，CHOPRA S S，KNEIF S，et al. Management of esophageal anastomotic leaks，perforations，and fistulae with self-expanding plastic stents. J Thorac Cardiovasc Surg，2011，141（5）：1213-1217.

（郭建瑞）

032

糖尿病合并急性延髓脑梗死1例

病历摘要

患者，女性，46岁。主因"恶心、呕吐1天，加重1天"入院。

患者2021年2月5日12时无诱因出现恶心、呕吐，呕吐物为胃内容物，呕吐3次，伴肢体乏力、大汗、头晕、嗜睡，无视物旋转、意识障碍，无腹痛、腹泻，无胸憋、胸痛，自行口服藿香正气水后无缓解。上述症状持续存在，呈进行性加重，就诊于当地医院，行相关检查及化验示尿酮体（+++）、尿糖（+++）、血清葡萄糖16 mmol/L、WBC 16×10^9/L，给予相关治疗（具体不详），后复查尿糖（++）及尿酮体（++），2月6日出现咳嗽、咳痰，咳白色黏痰，不易咳出，伴气紧、乏力，为求进一步诊治入我院。病程中有咽痛、吞咽困难，无饮水呛咳。

[既往史]　否认糖尿病、高血压、冠心病病史。

[入院查体]　体温 36.6 ℃，脉搏 107 次 / 分，呼吸 22 次 / 分，血压 185/107 mmHg。发育正常，急性面容，神志嗜睡，自主体位，言语欠流利，查体合作。全身浅表淋巴结未触及肿大，双侧扁桃体Ⅱ° 肿大，双肺呼吸音粗，未闻及干、湿性啰音。心率 107 次 / 分，律齐。腹部柔软，无压痛、反跳痛及肌紧张。四肢肌力、肌张力正常，双下肢无水肿，双侧巴氏征（+）。

[辅助检查]　血常规：WBC 21.74×10^9/L ↑，Hb 150 g/L，PLT 346×10^9/L ↓，NE% 92.3%；糖化血红蛋白9.0%；类风湿筛查、抗ENAs 均阴性；肝肾功能、凝血及腹部超声未见明显异常。

双下肢血管超声示双下肢动脉管壁毛糙伴附壁斑块形成。心电图示窦性心动过速；心脏超声未见异常。胸部 CT 示双侧胸膜增厚，双肺下叶间质性改变。头部 MRI 示右侧小脑半球、延髓右侧急性脑梗死、左侧侧脑室旁缺血灶、脑动脉硬化、右侧椎动脉显示不清，闭塞可能（图 32-1）。颅内血管造影：左侧大脑中动脉 M_1 段中度狭窄，左侧颈内动脉 C_3 段中度狭窄，右侧椎动脉 $V_1 \sim V_4$ 段闭塞（图 32-2）。

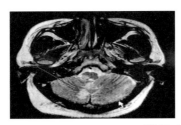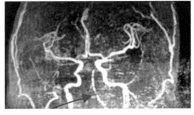

图 32-1　头部 MRI

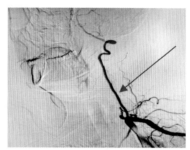

图 32-2 颅内血管造影

[诊疗经过] ①该患者以恶心、呕吐伴咳嗽、咳痰、四肢乏力入院，入院后测血糖、血酮均升高，糖化血红蛋白达到9%（＞6.5%），考虑糖尿病酮症酸中毒，入院时血压明显升高，积极给予尼卡地平降压、补液、降糖治疗，后血糖、血酮、血压逐渐控制至正常；②该患者初次诊断为糖尿病，病程中有咽痛、吞咽困难，查体扁桃体肿大，悬雍垂处有脓点，吞咽困难为局部感染所致？结合血常规高，给予漱口、头孢曲松钠联合奥硝唑抗感染治疗，同时行喉镜示咽喉炎，右侧声带麻痹，进一步寻找声带麻痹病因，结合病史、体征，因考虑糖尿病患者易合并心脑血管疾病，请神经内科会诊，进一步行头部 MRI 及颅内血管造影提示延髓急性脑梗死，患者及家属拒绝置入支架，给予阿司匹林、氯吡格雷抗血小板，稳斑，营养神经等治疗，肢体乏力、吞咽困难改善出院。

[最后诊断] 糖尿病酮症酸中毒，急性脑梗死，高血压3级（极高危）。

病例分析

患者为中年女性，否认高血压、糖尿病病史，平日未监测血糖、未规律体检，此次入院血糖、血酮均明显升高，糖尿病酮症酸中毒诊断明确，结合患者症状、体征，积极完善头部 MRI 及颅内血管造影检查，最终明确诊断为急性脑梗死，并得到及时治疗。

糖尿病患者存在明显的代谢紊乱，常同时合并高血压、高血脂、高凝状态、高胰岛素血症及肥胖等脑血管病的多种危险因素，上述因素协同作用促进动脉粥样硬化发生、发展，导致广泛血管病变。糖尿病是脑血管病的重要危险因素，使脑卒中的发病率、病死率及致残率均显著增加，据报道糖尿病患者发生脑梗死的风险是一般人群的 1.5 ～ 3 倍。

该患者有咽痛、吞咽困难、肢体乏力等症状，入院血压明显升高，考虑神经内科病变，进一步行相关检查后明确，提示我们工作中应重视糖尿病脑血管并发症的急症。糖尿病脑血管病主要表现为脑动脉硬化、缺血性脑血管病、脑出血等，严重者可危及患者生命。此外长期高血糖会导致血液浓稠，易让动脉及血管堵塞，堵塞严重时短时间内血管量增大而致高血压。

糖尿病患者脑梗死部位特点，目前研究较少，尚无明确认识。有研究表明糖尿病患者脑梗死，以脑干及小脑多见。亦有研究发现糖尿病患者年龄＞ 65 岁人群更容易出现幕下梗死，提示椎－基底动脉系统在糖尿病患者中易受损害。脑干梗死约占脑梗死的 10%，而延髓梗死占脑干梗死的 7%，延髓梗死按照解剖部位分为延髓内侧、外侧及半侧梗死，其中以延髓外侧梗死最常见。延髓梗死最常见的病因分型为大动脉粥样硬化，其后依次为其他原因椎动脉夹层、穿支动脉疾病、心源性卒中及不明原因。因延髓结构复杂，血供多且时有变异，故延髓梗死部位的细小差别可有不同的症状，突出症状为感觉异常，但也有研究报道延髓外侧梗死患者仅表现为同侧下肢乏力、对侧感觉减退。

笔记

📋 病例点评

　　咽痛、吞咽困难是临床上的常见主诉，除考虑局部咽喉病变外，某些中枢系统疾病也可出现此类表现。鉴于该病例的经验，当遇到有心脑血管疾病高危因素者出现上述临床表现时，应警惕神经系统疾病。

　　患者的病史往往是诊断的重要线索，病情发展亦多种多样，只有认真关注每一个细节，才会尽快明确诊断、及时治疗，避免延误病情。在临床中我们需关注糖尿病的早期诊断及治疗，以便积极改善患者预后。

　　对于不典型表现的糖尿病患者，应仔细查体，详细询问病史，尽早明确诊断，早期干预，避免病情加重及严重并发症的发生。本病例中，正是我们关注了患者病史、体征，积极完善相关检查，最终明确诊断。

参考文献

1. 宋秀娟，翟琼琼，郭书英 . 2 型糖尿病脑梗死临床分析 . 脑与神经疾病杂志，2012，20（6）：448-450.

2. AIR E L，KISSELA B M. Diabetes，the metabolic syndrome，and ischemic stroke：epidemiology and possible mechanisms. Diabetes Care，2007，30（12）：3131-3140.

3. 项正兵，张洪连，曹文锋，等 . 仅表现同侧下肢无力和对侧胸 6 以下痛觉减退的延髓外侧梗死 1 例报道 . 国际神经病学神经外科学杂志，2017，44（3）：296-298.

（郭建瑞）

033
头孢曲松钠致急性溶血性贫血1例

病历摘要

患者，男性，71岁。主因"喘憋伴发热、皮肤黄染6天"入院。

患者2021年1月16日出现咳嗽、咳痰，痰为黄色，伴随发热，体温最高38.6 ℃，自行口服药物（具体药物不详），无打喷嚏、流涕。1月17日症状加重，就诊于当地县医院，查血常规提示 WBC 14.7×10^9/L、Hb 141 g/L、NE% 90.4%，考虑"慢性阻塞性肺疾病急性加重"，给予左氧氟沙星、头孢曲松钠治疗，症状改善不明显，并出现喘憋、胸闷，伴随茶色尿液，皮肤黄染，无腹泻、恶心，无尿频、尿急、尿痛。2021年1月18日复查血常规提示 RBC 1.78×10^{12}/L、Hb 45 g/L，考虑"溶血性贫血"，未给予输血。2021年1月22日凌晨3时转入我科。患者自发病以来，大便正常，睡眠欠佳，饮食差。

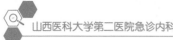

[既往史] 高血压，口服尼群地平，10 mg/次、1次/日，血压控制可，在 130 ～ 140/70 ～ 90 mmHg；4 年前诊断为慢性阻塞性肺疾病，未规律治疗，并于同年戒烟。抽烟史 40 年，每天 30 根。否认冠心病、糖尿病等慢性疾病。

[急诊查体] 体温 36.4 ℃，脉搏 113 次/分，呼吸 25 次/分，血压 123/77 mmHg。神志清楚，反应略迟钝，查体合作。皮肤黏膜可见黄染，睑结膜苍白，全身浅表淋巴结未触及肿大。双肺呼吸音清，未闻及明显干、湿性啰音，心率 113 次/分，律齐，腹软，肝脾未触及肿大，墨菲征（－），麦氏点压痛（－），双下肢无水肿。

[辅助检查] 血常规：WBC 14.24×10^9/L，RBC 1.36×10^{12}/L，Hb 58.0 g/L，PLT 213.0×10^9/L；凝血系列：PT 12.1 秒；APTT 38 秒，FIB 4.76 g/L，D-Dimer 1235 ng/mL；尿常规：尿胆红素（＋），尿胆原（＋）。心肺四项：BNP 340 pg/mL，Myo 179.1 ng/mL，hs-Tn 0.08 ng/mL；血气分析：pH 7.48，PCO_2 26.6 mmHg，PO_2 54.1 mmHg，SpO_2 89%，K^+ 4.2 mmol/L，Lac 3.4 mmol/L。心电图：窦性心动过速，心率为 113 次/分。

[初步诊断] 急性溶血性贫血，重度贫血，急性心功能不全，心功能Ⅳ级，慢性阻塞性肺疾病急性加重。

[诊疗经过] ①患者来诊后考虑为急性溶血性贫血，Hb 58.0 g/L，立即约洗涤红细胞 4 U。②8：40 时患者要求上厕所，床上使用便壶时，出现双侧凝视，神志淡漠，呼之不应，呼吸急促，双侧瞳孔散大，对光反射弱，双肺呼吸音粗，肺底可闻及散在湿性啰音，心电监护示心率 123 次/分，SpO_2 94%，血压 160/90 mmHg，急查血糖 13.2 mmol/L，血气分析示 pH 7.32，PCO_2 26.6 mmHg，PO_2 74.1 mmHg，K^+ 4.2 mmol/L，Lac 12.4 mmol/L，Hb 28.0 g/L。立即改

变患者体位，改为头低脚高位，改善脑供血，加用托拉塞米 20 mg。期间快速向家属交代病情严重性，与家属沟通后加压输注浓缩红细胞 O 型 Rh（+）2 U，输注之前加用地塞米松 10 mg。输血约为 100 mL 后，患者神志转清，可以对答。③因患者存在感染，更换抗菌药物为美罗培南，控制感染。④因患者 Hb 进行性下降，且有慢性阻塞性肺疾病，入院后考虑合并心功能不全，通过减少补液量，适量输血，防止容量过负荷，并在输血后适当使用利尿剂；因需要输注大量 Hb，此期间间断输注血浆，防止血液黏稠度增高，引发血栓，病情平稳后，加用依诺肝素 6000 IU/ 次、1 次 /12 小时。⑤碱化尿液、维持水电解质平衡等治疗。⑥行结缔组织疾病、溶血筛查相关检查，查找发生急性溶血的原因。⑦期间患者病情平稳，后因家庭经济原因，26 日签字离院。

病例分析

患者临床表现为急性溶血性贫血，经化验检查排除其他因素，考虑与抗感染药物相关。Arndt PA 等报道头孢曲松抗体产生属于免疫复合物型机制，主要以 IgM 为主，偶尔伴随 IgG 类抗体。头孢曲松类药物抗体主要通过激活补体，引起血管内溶血，直抗多为抗 -C3 阳性，也偶有抗 -IgG、抗 -IgA 和抗 -IgM 阳性。

该患者入院后 Hb 进行性下降，伴有组织明显缺氧表现以及危及生命的情况，需要输注红细胞立刻纠正贫血，应严格执行输血适应证，选择合适的血液制品，因不恰当的输血可能会加重溶血。当血型鉴别存在难度，又需要紧急输注红细胞时，可输注 O 型洗涤红细胞，Rh 阴性患者则输注 O 型 Rh 阴性的洗涤红细胞。

溶血反应多因为血浆中的抗体导致，所以尽量减少血浆的输注。选择洗涤红细胞最好，但是危急时刻，洗涤红细胞不能马上获取时，与家属讲明病情严重及输血的必要性，可缓慢输注少量浓缩红细胞，同时给予激素减轻溶血反应。不同红细胞制剂的特点参见表33-1。

表33-1　不同红细胞制剂的特点

制 剂	特 点
浓缩红细胞	（1）每单位体积为350 mL，血细胞比容约为60%。 （2）含有白细胞及少量血浆（15～30 mL/U）。 （3）适当的添加剂可使其保存42天。
少白红细胞	（1）供体的红细胞通过特制的滤器，从而去除大部分的白细胞。由此可以降低红细胞输入出现发热反应的风险。 （2）用于有发热输血反应病史的患者。
洗涤红细胞	（1）盐水洗涤的浓缩红细胞去除了残存的血浆，可以降低超敏反应发生的风险。 （2）用于有输血相关过敏史的患者，以及存在输血相关性过敏反应的IgA缺陷患者。

身体内的血是由红细胞、白细胞、血小板、血浆、白蛋白等构成的，贫血时，仅仅输注浓缩红细胞，会导致体内液体浓缩，增加导致血液黏稠度增高的情况，应按照红细胞、血小板、血浆适当比例（1∶1∶1）输注，以减少血栓发生风险。

由于病理性血管、血液成分异常、血流动力学改变、纤溶系统激活、炎症等诸多因素，心功能不全患者往往存在血液高凝状态，易于血栓形成，应该常规根据体重选择低分子肝素。

📋 病例点评

此患者存在急性溶血性贫血，完善相应检查后未发现其他因素所致急性溶血，结合用药病史，考虑抗感染药物诱发，因此在选择抗感染药物时，没有继续沿用院外所使用的左氧氟沙星和头孢曲松钠，而是选择了碳青霉烯类美罗培南，以防患者病情进一步恶化。

头孢曲松钠导致的免疫性溶血性贫血患者，体内补体消耗仅在某一个很短的时间段内达到极限，输血时需要避免血浆补体的输注，即红细胞制剂必须选择洗涤红细胞成分，而在溶血的其他时间段，悬浮少白红细胞制剂并非是绝对禁忌证，没有洗涤红细胞制剂选择的情况下，为了抢救患者生命，可以选择输注悬浮红细胞制剂。

继发性自身免疫性溶血性贫血常见病因见表 33-2。

表 33-2　继发性自身免疫性溶血性贫血常见病因

病因
淋巴细胞增殖性疾病
慢性淋巴细胞白血病
其他非霍奇金淋巴瘤
意义未明的单克隆 IgM 丙种球蛋白血症
霍奇金淋巴瘤
自身免疫性淋巴细胞增生综合征
实体瘤 / 卵巢皮样囊肿
自身免疫性疾病
系统性红斑狼疮
桥本甲状腺炎
溃疡性结肠炎
感染
支原体感染
EBV 感染
CMV 感染
微小病毒感染
HIV 感染
肝炎病毒感染
轮状病毒及其他肠道病毒感染
腺病毒感染
呼吸道合包病毒和流感病毒感染
免疫缺陷
常见变异型免疫缺陷病
原发性联合免疫缺陷病
药物
嘌呤类似物：氟达拉滨、克拉屈滨
头孢菌素：头孢双硫唑甲氧、头孢曲松
哌拉西林
β - 内酰胺酶抑制剂：他唑巴坦、舒巴坦
血型不合
血型不合的异基因造血干细胞移植 / 实体器官移植
同种免疫
输血后慢性溶血

参考文献

1. 中国医师协会急诊医师分会，中国心胸血管麻醉学会急救与复苏分会 . 中国急性心力衰竭急诊临床实践指南（2017）. 中华急诊医学杂志，2017，26（12）：1347-1357.

2. 中国医学科学输血研究所，中国医学科学院北京协和医院，中国医学科学院阜外心血管医院，等.全血和成分血使用.中华人民共和国卫生行业标准：WS/T 623-2018.北京：中华人民共和国国家卫生健康委员会，2019.

3. 中华医学会血液学分会红细胞疾病（贫血）学组.自身免疫性溶血性贫血诊断与治疗中国专家共识（2017年版）.中华血液学杂志，2017，38（4）：265-267.

4. 李翠莹，范秀.药物性抗体引起免疫性溶血反应的探讨.临床输血与检验，2018，20（1）：4-7.

5. 李萍，范亮峰，向东.头孢曲松抗体致免疫性溶血性贫血1例.中国输血杂志，2020，33（1）：86-88.

6. ARNDT P A. Drug-induced immune hemolytic anemia：the last 30 years of change. Immunohematology，2014，30（2）：44-54.

7. ARNDT P A，LEGER R M，GARRATTY G. Serologic characteristics of ceftriaxone antibodies in 25 patients with drug-induced immune hemolytic anemia. Transfusio，2012，52（3）：602-612.

（刘铮）

034
外伤后获得性凝血障碍 1 例

病历摘要

患者，男性，75 岁。主因"摔伤后致皮肤淤斑伴胸痛 9 天，加重 1 天"入院。

患者 2019 年 7 月 16 日跌倒后出现右股外侧皮肤淤斑，约 20 cm×20 cm，不伴鼻出血、牙龈及眼底出血、血尿、腹痛、黑便，无其他不适，未诊治，淤斑进行性增大。7 月 24 日患者感头晕，不伴视物旋转，次日凌晨头晕加重，伴恶心、呕吐，非喷射性，呕吐物为胃内容物，不伴头痛、发热、抽搐、意识障碍、大小便失禁，未监测血压，自行口服尼群地平 1 片，症状稍有好转，遂就诊当地医院，化验血常规：RBC $1.21×10^{12}$/L、Hb 41 g/L、APTT 87.8 秒，PT 12.7 秒，胸部 CT 提示右侧胸腔积液；头颅 CT 未见异常，予成分血输注及胸腔闭式引流治疗，引流液为血性，监测 Hb 进行性下降，皮肤淤斑进行性增大，左侧小腿外侧出现淤斑，为进一步治疗转入我院。

[既往史] 否认冠心病、糖尿病等慢病病史。

[入院查体] 体温 38.4 ℃，脉搏 100 次 / 分，呼吸 21 次 / 分，血压 141/77 mmHg。意识清晰，查体合作。皮肤黏膜可见黄染，睑结膜苍白，全身浅表淋巴结未触及肿大。右侧胸腔闭式引流，右肺呼吸音减低，左肺呼吸音清，未闻及干、湿性啰音。右侧股部可见大片淤斑，左小腿外侧可见淤斑，双下肢无水肿。

[辅助检查] 血常规：WBC 7.0×10^9/L，RBC 2.86×10^{12}/L，Hb 88.0 g/L，PLT 256.0×10^9/L；凝血系列：PT 12.1 秒，APTT ＞ 180 秒，FIB 109.4 g/L，D-Dimer 17.16 ng/mL，3P 试验（＋），抗凝血酶 65.9%，凝血因子Ⅷ 0.2%，凝血因子Ⅸ 6.8%；糖水试验（－）、coombs 试验（－）、单特异性抗 C3（－）、单特异性抗 IgG（－）；风湿及免疫检查：CPR 284 mg/L，IgA 0.759 /L，抗心磷脂抗体（－）；肿瘤标志物检查均（－）；生化系列：血糖 8.22 mmol/L，BUN 10.9 mmol/L，CREA 73.85 μmol/L，钠 136.00 mmol/L，ALT 34.3 U/L，AST 28.5 U/L，ALP 43.74 U/L；血气分析：pH 7.490，PCO_2 33.3 mmHg，PO_2 77.7 mmHg，ABE 2 mmol/L，Lac 0.8 mmol/L；凝血因子Ⅷ / Ⅸ抑制物（＋）。心电图示窦性心动过速，心率为 110 次 / 分。

[初步诊断] 获得性血友病 A，双侧胸腔积液，右侧腿部软组织损伤。

[诊疗经过] ①给予输注凝血因子Ⅷ、补充血浆及凝血酶原复合物（内含有Ⅶ a）。②清除凝血因子Ⅷ抑制物：予以激素（口服甲泼尼龙片 48 mg/ 次、1 次 / 日）和免疫抑制治疗（环磷酰胺）。③3 日

后复查凝血 APTT 恢复正常，给予拔除胸腔置管。④建议患者查 PET-CT 明确是否有肿瘤或其他淋巴结肿大的情况，家属拒绝签字离院。⑤回家后口服甲泼尼龙片 48 mg 及环磷酰胺 100 mg，连续口服 4 周，期间每周复查凝血功能。

病例分析

根据患者临床表现、体征及相关辅助检查结果，初步考虑为"获得性凝血功能障碍"。总结患者的临床特点：①老年男性，高血压病史；②外伤后皮肤淤斑，伴右侧血性胸腔积液；③辅助检查提示 APTT > 180 秒；纤维蛋白原 10.94 g/L；④凝血因子Ⅷ 0.2%，凝血因子Ⅸ 6.8%，凝血因子Ⅷ抑制物（＋）。

APTT 代表内源性凝血途径（表 34-1），其延长可以见：①内源性凝血因子缺乏（Ⅷ、Ⅸ、Ⅺ、Ⅻ、vWF 等因子缺乏）（图 34-1）；②应用普通肝素或低分子量肝素；③抗磷脂抗体（＋）；④凝血因子抗体（＋），常见于自身免疫性疾病、恶性肿瘤尤其是淋巴增殖性肿瘤，其他如肺部疾病、接受输血后、某些皮肤病、感染、药物、妊娠等；⑤合成减少，肝病性凝血障碍、维生素 K 缺乏；⑥消耗增多如 DIC。

表 34-1　凝血途径的参与因子

凝血途径	起始因子	参与因子	最终形成物质
内源性凝血途径	Ⅻ	Ⅻ、Ⅺ、Ⅸ、Ⅷ、Ca^{2+}	F Ⅸ a- Ⅷ a-Ca^{2+}-PF3
外源性凝血途径	Ⅲ	Ⅲ、Ⅶ、Ca^{2+}	TF-F Ⅶ a-Ca^{2+}
共同凝血途径	Ⅹ	Ⅰ、Ⅱ、Ⅳ、Ⅴ、Ⅹ、ⅩⅢ	纤维蛋白

笔记

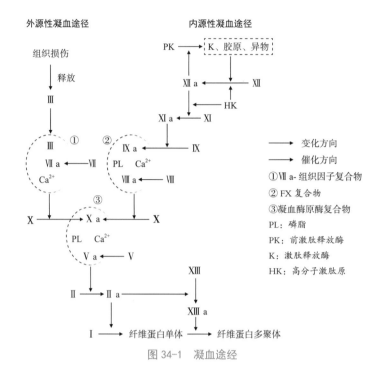

图 34-1 凝血途经

　　临床出现的 APTT 延长，多为凝血因子Ⅷ缺乏，一般多见于 A 型血友病，但是患者为老年男性，75 岁之前从没有出现出血不止的情况，所以 A 型血友病可能性不大，且患者无使用肝素和低分子肝素的情况，检查中凝血因子Ⅷ抑制物阳性，所以考虑继发性凝血因子Ⅷ缺乏（获得性血友病 A）。因患者内源性凝血途径存在问题，故输注人凝血酶原复合物（内含有Ⅶ a），通过激活外源性凝血途径和共同通路止血治疗；化验凝血因子Ⅷ抑制物（+），给予输注人凝血因子Ⅷ，同时加用口服甲泼尼龙（48 mg/ 次，1 次 / 日）及环磷酰胺 100 mg，以减少凝血因子Ⅷ的减少。

　　继发性凝血因子Ⅷ缺乏需要除外很多的情况，但是家属拒绝做 PET-CT 及血浆置换，最后口服甲泼尼龙片 48 mg 及环磷酰胺 100 mg，连续口服 4 周，复查凝血功能，与患者家属联系，患者一般情况可。

📋 病例点评

导致获得性血友病的因素很多，例如结缔组织疾病、肿瘤等，明确病因很重要，有条件的在检测凝血因子水平的同时，要注意检测凝血因子抑制物水平，有助于早期明确病因。在查明疾病前期需要早期纠正凝血功能，输注Ⅷ因子的同时使用激素及免疫抑制剂，减少凝血因子抑制物对于凝血因子的破坏，也可以输注人凝血酶原复合物（内含有Ⅶa），通过激活外源性凝血途径和共同通路达到止血治疗的效果。

参考文献

1. 中华医学会血液学分会血栓与止血学组，中国血友病协作组．凝血因子Ⅷ/Ⅸ抑制物诊断与治疗中国指南（2018年版）．中华血液学杂志，2018，39（10）：793-799.

2. 葛均波，徐永健，王辰．内科学．9版．北京：人民卫生出版社，2018.

3. 沈伟，杨炼，于霞，等．单独活化部分凝血活酶时间延长患儿的凝血因子缺乏及其抑制物存在情况的临床研究．国际输血及血液学杂志，2017，40（5）：393-396.

4. 龚娅，何宗忠，王晓冬，等．自制混合血浆在血浆纠正试验中的临床应用初探．检验医学与临床，2015，12（16）：2357-2361.

5. 丛玉隆．国内凝血试验常规检查的热点话题与思考．中华检验医学杂志，2013，36（1）：18-21.

6. CHOI S H，RAMBALLY S，SHEN Y M. Mixing study for evaluation of abnormal coagulation testing. Jama，2016，316（20）：2146-2147.

7. 中华医学会血液学分会血栓与止血学组，中国血友病协作组．获得性血友病A诊断与治疗中国专家共识．中华血液学杂志，2014，35（6）：575-576.

（刘铮）

035

系统性红斑狼疮并发
颅内感染 1 例

病历摘要

患者，女性，18 岁。主因"发热、头痛 2 天"入院。

患者 2020 年 3 月 26 日出现发热，体温最高 39.2 ℃，伴畏寒、乏力、头晕、头痛、恶心、呕吐，呕吐物为胃内容物，无咽痛、流涕、咳嗽、咳痰、尿频、尿急、酱油色尿，无肢体抽搐、意识障碍，3 月 27 日就诊于当地医院，化验示 PLT 减少、贫血、CREA 高，行头颅及胸部 CT 未见异常，发热、头痛持续存在不缓解，遂就诊于我科。

[既往史] 既往体健。

[入院查体] 体温 39.0 ℃，脉搏 106 次 / 分，呼吸 23 次 / 分，血压 140/70 mmHg。神志淡漠，查体尚合作，双眼球结膜出血，全身浅表淋巴结未触及肿大，双肺呼吸音粗，未闻及干、湿性啰音，

心率 106 次 / 分，心律齐，各瓣膜听诊区未闻及杂音，腹软，全腹无压痛及反跳痛，肠鸣音 3 次 / 分，双下肢无水肿，脑膜刺激征（＋），双侧巴氏征（－）。

［辅助检查］ 血常规：WBC 2.58×10^{9}/L，RBC 3.60×10^{12}/L，Hb 97.0 g/L，PLT 49.00×10^{9}/L；PCT 22.30 ng/mL；CREA 162 μmol/L；风湿：抗 ds-DNA 抗体（＋＋），抗核小体抗体（＋＋），抗组蛋白抗体（＋），抗核抗体 1 ∶ 1280。腰穿示颅压 290 mmH$_2$O，脑脊液生化：WBC 560×10^{6}/L，RBC 20×10^{6}/L；脑脊液常规：蛋白 0.41 g/L，血糖 2.23 mmol/L；血培养及脑脊液二代测序结果均回报脑膜炎奈瑟球菌。

［入院诊断］ 发热待诊，脓毒症？颅内感染？血栓性血小板减少性紫癜？

［诊疗经过］ 美罗培南 0.5 g/ 次，1 次 /8 小时，头孢曲松钠 2 g/ 次，1 次 / 日抗感染，甘露醇 125 mL/ 次，1 次 /8 小时降颅压，营养支持治疗，纠正电解质紊乱，对症支持治疗后，患者未再发热，头痛较前缓解，后转入风湿科继续治疗。

病例分析

患者为青年女性，既往体健。此次急性起病，表现为发热、头痛，化验示降钙素原高，首先考虑颅内感染、脓毒症，入院后行腰穿示颅压高，白细胞高，血培养示脑膜炎奈瑟球菌，进一步印证了颅内感染的诊断，同时脓毒症累及肾功能、血液系统，出现肾功能异常、血小板减少。然而该患者以发热、头痛为主诉，有结膜出血症状，化验示血小板减少、贫血、胆红素高、肾功能异常，血栓性血小板减少性紫癜（thrombotic thrombocytopenic purpura，TTP）不能完全除外，TTP 是弥散性微血管血栓－出血综合征，各种因素导致微血管内形成血小板血栓，血小板消耗性减少，继发出血，TTP 五联征包括血小板减少性紫癜、微血管病性溶血性贫血、神经精神症状、肾脏损伤及发热。该患者主诉有发热、头痛，查体可见结膜出血，化验示血小板减少、贫血、胆红素高，以上信息支持 TTP 的诊断。但无皮肤巩膜黄染及尿色加深，是否为微血管病性溶血性贫血，需完善破碎红细胞、血清结合珠蛋白及尿血红蛋白等化验。入院后进一步完善外周血涂片化验未见破碎红细胞，ADAMTS13（－），治疗上给予抗感染及降颅压治疗，患者未再发热，头痛较前缓解，抗感染治疗有效，进一步除外 TTP。完善风湿相关化验示抗 ds-DNA 抗体、抗核小体抗体、抗组蛋白抗体阳性，考虑系统性红斑狼疮，多系统受累：①血液系统，贫血、白细胞减少、血小板减少；②肾脏，蛋白尿、镜下血尿；③神经系统，化脓性脑膜炎、头痛。化验示外周血淋巴细胞、NK 细胞数量低下，提示免疫低水平，考虑为系统性红斑狼疮免疫低下，合并感染，且感染不易控制，出现脓毒症，感染透过血脑屏障从而引起化脓性脑膜炎。

📋 病例点评

　　系统性红斑狼疮好发于育龄期女性，临床表现复杂多样，可累及一个或多个系统，表现为狼疮肾炎、神经精神狼疮、血液系统改变、心脏及肺部表现、消化系统表现以及眼部受累。其中神经精神狼疮，轻者可仅有偏头痛、性格改变、记忆力减退或轻度认知障碍；重者可表现为脑血管意外、昏迷、癫痫持续状态。治疗以激素及免疫调节为主。

笔记

回顾本例患者，在系统性红斑狼疮的基础上，出现免疫低水平，进而并发脓毒症、颅内感染，最终以化脓性脑膜炎起病。需与狼疮脑病相鉴别。狼疮脑病临床表现复杂多样，脑脊液化验无特异性，查不到病原体，抗狼疮治疗有效。而中枢神经系统感染为感染性疾病，脑脊液常规及生化可出现感染性改变，有些患者可查出病原体，抗感染治疗有效。

参考文献

1. 彭晓燕，谢梦姝.系统性红斑狼疮合并李斯特菌脑膜脑炎并发重度脑积水1例.临床神经病学杂志，2019，32（4）：257，277.

2. 郭旭娟，刘秀梅.系统性红斑狼疮脑病危险因素的 Meta 分析.中国免疫学杂志，2020，36（4）：484-490.

3. 中华医学会风湿病学分会.系统性红斑狼疮的诊断及治疗指南中华医学会风湿病学分会.中华风湿病学杂志，2010，14（5）：342-346.

（王彩科）

036
心肺复苏期间静脉溶栓 1 例

病历摘要

患者，女性，77 岁。主因"气紧伴呼之不应 1 小时余"来诊。

家属诉 15：30 分左右发现患者气紧，随后出现呼之不应，在某医院病房中给予抢救（具体不详），家属急呼 120，急救人员到达后测血压低，转入我科。

[入院查体] 体温不升，呼吸 32 次 / 分，血压测不出，呈昏迷状，叹息样呼吸。双侧瞳孔等大等圆，无对光反射，大约 4 mm，颈动脉搏动未触及，心音未闻及，四肢发凉。

[辅助检查] 自主循环恢复（return of spontaneous circulation, ROSC）后血气分析：pH 6.638，PCO_2 71.4 mmHg，PO_2 60 mmHg，SpO_2 58.1%，HCO_3^- 7.6 mmol/L，SBE -28.2 mmol/L，Lac 8.6 mmol/L；

心肌损伤标志物：cTnI 0.39 ng/mL，CK-MB 18.6 ng/mL，NT-proBNP 18782 pg/mL，D-Dimer 6.44 mg/L。心电图见图 36-1 ～图 36-4。

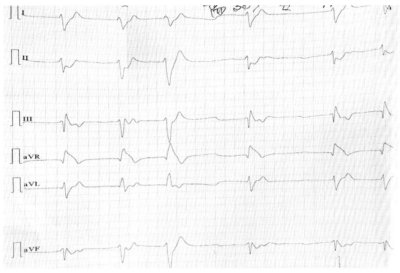

图 36-1　入院复苏时的心电图

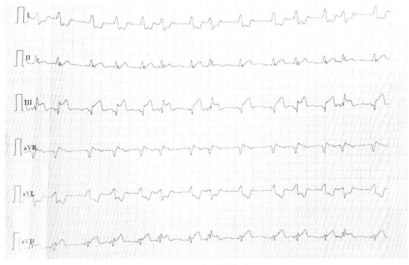

图 36-2　溶栓前心电图

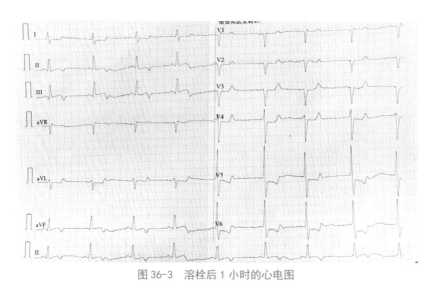

图 36-3　溶栓后 1 小时的心电图

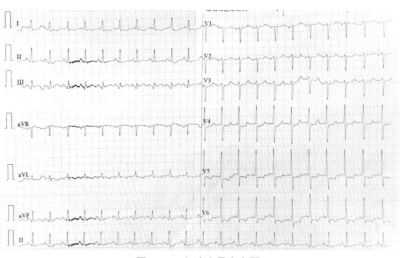

图 36-4　入院次日心电图

[诊疗经过]　①立即给予心肺复苏，期间与家属沟通后行静脉溶栓治疗。②溶栓治疗：普通肝素 5000 IU，静脉推注，注射用重组人尿激酶原 20 mg+10 mL 生理盐水，静脉推注（3 分钟内），30 mg + 90 mL 生理盐水，静脉滴注（30 分钟内）。溶栓完毕后，普通肝素以 700～1000 IU/h，维持 72 小时。③呼吸机辅助通气。④亚低温保护脏器。

病例分析

导致可逆性心脏骤停的原因，归纳为5H5T：① 5H，缺氧、低血容量、氢离子（酸中毒）、低钾血症/高钾血症、低体温；② 5T，毒素、心包填塞、张力性气胸、冠状动脉血栓形成、肺栓塞。及时寻找可逆性病因，及时干预，尽最大努力挽救患者生命是每一位急诊医师应承担的责任。该患者因突发气紧伴意识丧失入院，心电图提示急性心肌梗死，在挽救生命的前提下，同时给予静脉溶栓再灌注处理，经治疗后患者恢复窦性心律。

过去认为溶栓是心肺复苏过程中的禁忌证，因为医师惧怕严重出血并发症（溶栓介导或溶栓诱发的颅内出血）。溶栓治疗除了对肺动脉栓塞和冠状动脉血栓有明显的治疗作用外，实验研究还表明，溶栓治疗在心肺复苏过程中和复苏后对脑微循环再灌注有改善作用，表现在神经系统的功能恢复良好，其可能机制是改善了心脏骤停后内源性凝血系统功能的紊乱。

溶栓对心脏骤停后脑部微循环有效的改善，可能更好的恢复神经系统的功能。不具备急诊PCI条件的医院或首次医疗接触（first medical contact，FMC）至PCI时间明显延迟时，对有适应证的STEMI患者，静脉内溶栓仍是较好的选择。对发病3小时内的患者，溶栓治疗的即刻疗效与直接PCI基本相似。

心肺复苏过程中溶栓针对灌注及脑功能受年龄影响。虽然也有文献指出溶栓后脑出血的发生与年龄无关，可能与血管本身的病变有关（发生溶栓后脑出血患者的CT均提示陈旧性脑梗死），但指南仍将年龄界点定为75岁。对于≥75岁的患者，需要更加仔细地权衡溶栓治疗的利弊，即便在评估后认为获益大于风险，也应减量或半量溶栓。而高龄患者（≥80岁）更是属于高危人群，采取静脉溶栓治疗要慎之又慎。

病例点评

心肺复苏的主要目标是能更好地恢复神经系统的功能。最初的缺血损伤能引起一系列凝血反应和炎症反应，进而导致细胞毒性脑水肿、脑细胞坏死和凋亡。溶栓治疗能改善脑的微循环再灌注及脑功能。

心肺复苏的高级复苏是达到脑的复苏，减少缺血缺氧对神经系统的损害及重要器官的损害。复苏溶栓后可以行PCI，以开通血管恢复血流为目标。如果找到可逆因素，在条件允许的情况下可以联合ECOM及循环支持技术。因此，在抢救生命的前提下，没有绝对的禁忌。

参考文献

1. 国家卫生计生委合理用药专家委员会, 中国药师协会. 心力衰竭合理用药指南（第2版）. 中国医学前沿杂志（电子版），2019，11（7）：1-78.

2. 中华医学会心血管病学分会，中华心血管病杂志编辑委员会. 急性ST段抬高型心肌梗死诊断和治疗指南（2019）. 中华心血管病杂志，2019，47（10）：766-783.

（庄黎黎）

037
耶氏肺孢子菌肺炎 1 例

病历摘要

患者，老年男性，主因"发现肾功能异常 3 个月，胸憋、气紧伴纳差 1 个月，加重 3 日"于 2020 年 2 月 25 日急诊入院。

患者 2019 年 11 月上旬开始出现口苦、口干，伴乏力、纳差，就诊于当地医院，行肾功能检查发现 CREA 150.4 μmol/L，BUN 8.33 mmol/L，以"肾功能不全"收入院，入院后行肾穿刺活检术，诊断为 IgA 肾病慢性肾衰竭（北京某医院病检报告），给予口服泼尼松 30 mg，联合环磷酰胺静脉滴注冲击治疗，每月连续输注 2 天。2020 年 1 月 20 日许出现胸憋、气短，活动后尤著，休息后可缓解，伴乏力、纳差，未予重视，胸憋、气短渐加重，静息状态下即气短明显，偶咳嗽，无痰；2 月 20 日就诊于当地某医院，行胸部 CT 示双肺肾性水肿可能性大，右肺肺大疱，考虑"肺部感染"，给予抗感染、祛痰等治疗（具体用药不详），胸憋、气短稍有好转，但间断有发热，体温波动于 37.5 ℃左右，纳差进行性加重，入院前 3 日几乎未进食，口干、咽部不适、乏力明显，尿量减少，每日尿量 600 mL 左右。

[既往史] 2012 年行胃穿孔修补手术；高血压 10 年，未规律口服降压药，2019 年 12 月起规律口服硝苯地平、厄贝沙坦。

[入院查体] 体温 37 ℃，脉搏 98 次 / 分，呼吸 20 次 / 分，血压 143/101 mmHg。发育正常，气紧貌，半卧位休息，查体合作，双肺呼吸音粗，双下肺呼吸音偏弱，偶可闻及喘鸣音。心律不齐，可闻及期前收缩 6 ~ 8 次 / 分，未闻及杂音。腹软，肠鸣音存在，剑突下压之不适，脐周压痛（＋），无反跳痛及肌紧张，肝、脾肋下未触及，双下肢无水肿。

[辅助检查] 血常规：WBC 7.49×10^9/L，RBC 5.17×10^{12}/L，Hb 157 g/L，PLT 168×10^9/L，NE% 96.20%，LY% 2.2%；CRP 185.16 mg/L；PCT 5.12 ng/mL；急诊生化：Asp 61.3 mmol/L，ALB 32.9 g/L，LDH 505.6 U/L，CREA 317.13 μmol/L，BUN 27.18 mmol/L，钾 3.36 mmol/L，钠 119 mmol/L，氯 72 mmol/L，血糖 10.88 mmol/L；心肺四项：CK-MB 2.09 ng/mL，Myo 310.79 ng/mL，超敏肌钙蛋白 I 0.12 ng/mL，BNP 69.36 pg/mL；血气分析：PO_2 62.3 mmHg，PCO_2 38.5 mmHg，P（A-a）DO_2 81.8 mmHg，Lac 2.4 mmol/L，SpO_2 91.6%。

心电图：房性期前收缩；心脏彩超：左室舒张功能减退；腹部彩超：双肾实质回声增高伴血流减慢，余未见明显异常；G 试验：（2-26）205.7 pg/L，（3-4）198.7 pg/L，（3-13）57.81 pg/L；呼吸道病原体: 嗜肺军团菌抗体（＋），流感病毒 A 型（＋），流感病毒 B 型（＋）；细胞因子 IL-6 14.80 pg/L，IL-10 9.22 pg/L，TNF-α 6.57 pg/L。

基因二代测序见图 37-1。

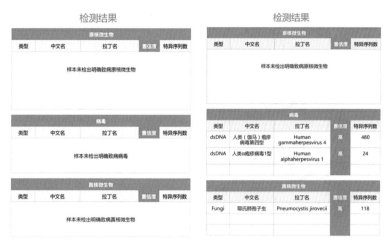

图 37-1　基因二代测序

胸部 CT 见图 37-2。

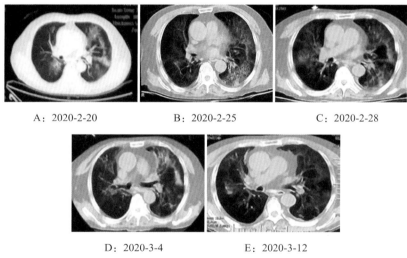

A：2020-2-20　　　　B：2020-2-25　　　　C：2020-2-28

D：2020-3-4　　　　E：2020-3-12

图 37-2　胸部 CT

[诊疗经过]　入院后予头孢曲松钠联合莫西沙星抗感染治疗，次日结合患者口服激素及静脉注射环磷酰胺病史，不能除外 PCP 肺炎，予口服复方磺胺甲噁唑 1 片 / 次、3 次 / 日；2 月 26 日 G 试验回报 205.7 pg/L，加用米卡芬净 150 mg/ 次、1 次 / 日；2 月 29 日基因

二代测序检测出耶氏肺孢子虫，结合病史及化验检测结果，诊断为 PCP 肺炎，此后给予复方磺胺甲噁唑 2 片 / 次、3 次 / 日联合米卡芬净 150 mg/ 次、1 次 / 日治疗，疗程 2 周。

病例分析

患者为老年男性，高血压病史，血压控制尚可。入院前 2 个月于当地医院诊断为 IgA 肾病、慢性肾功能不全，给予口服激素及静脉注射环磷酰胺治疗，入院时患者乏力、纳差，伴胸憋、气短、间断发热，外院胸部 CT 示双肺肾性水肿可能性大，右肺肺大疱，考虑"肺部感染"，给予抗感染、祛痰等治疗效差；入院时行胸部 CT 示双肺肺炎，从肺门向外带扩散，逐渐变成弥漫性间质性病变；化验示 CRP 185.16 mg/L，PCT 5.12 ng/mL。

分析本次肺炎发生的可能病因如下。①细菌性肺炎：常见肺炎链球菌肺炎及葡萄球菌肺炎，典型的症状与体征，结合胸部影像学检查，很容易做出初步诊断。胸部影像学检查早期仅见肺纹理增粗，或受累的肺段、肺叶稍模糊。随着病情进展，表现为大片炎症浸润阴影或实变影，在实变阴影中可见支气管充气征，肋膈角可有少量胸腔积液。在消散期，炎症浸润逐渐吸收，可有片状区域吸收较快而呈现"假空洞"征，多数病例在起病 3～4 周后才完全消散。老年肺炎病灶消散较慢，容易吸收不完全而成为机化性肺炎。②病毒性肺炎：病毒侵入细支气管上皮引起细支气管炎。感染可波及肺间质与肺泡而致肺炎。气道上皮广泛受损，黏膜发生溃疡，其上覆盖纤维蛋白被膜。单纯病毒性肺炎多为间质性肺炎，肺泡间隔有大量细胞浸润。肺泡水肿，被覆含蛋白及纤维蛋白的透明膜，使肺泡弥散距离增加。肺炎可为局灶性或弥漫性，也可呈实变。部分肺泡细胞及巨噬细胞内可见病毒包涵体。炎症介质释出，直接作用于支气管平滑肌，致使支气管痉挛。病变吸收后可留有肺纤维化。③肺水肿：影像学典型表现为腺泡状致密阴影相互融合，弥漫分布或局限于一侧或一叶。从肺门两侧向外扩展逐渐变淡成典型的蝴蝶状阴影，可伴少量胸腔积液。④尿毒症肺炎：肺是尿毒症的最常见受累脏器之一。狭义的尿毒症肺炎是指尿毒症时，胸部 X 线片呈现以肺门为中心向两侧放射的对称型蝶翼状阴影，病变主要是肺水肿表现。最常见症状为呼吸困难，多为轻中度，能平卧为其特征，发生率为30% ～ 80%，病情严重时气促明显，呈深大呼吸；其次为咳嗽，发生率为50% ～ 65%，通常干咳或咳少量白黏痰，合并感染时出现大量黄脓痰。少数患者还感到双下胸部胀痛。

该患者有口服激素及静脉注射环磷酰胺病史，患者免疫力低下，不能除外 PCP 肺炎，完善 G 试验及基因二代测序检测，结果回报检测出耶氏肺孢子虫，诊断为 PCP 肺炎，给予复方磺胺甲噁唑2 片 / 次、3 次 / 日联合米卡芬净 150 mg/ 次、1 次 / 日治疗，疗程为 2 周。经过规范化治疗患者好转出院。

米卡芬净是新型棘白菌素类脂肽，用于 PCP 肺炎治疗的经验报道少见。其与卡泊芬净分子结构相似，米卡芬净可以抑制真菌细胞壁合成，因此用于肺孢子菌肺炎的治疗有可行性。两者抗真菌治疗疗效及不良反应相当，但是米卡芬净首剂无需加量，且经济成本比米卡芬净更具优势，可据临床变化调整剂量，故选用此药，并总结临床使用心得。

📋 病例点评

肺炎在临床中非常常见，可由细菌、病毒及真菌、支原体和衣原体抑或是寄生虫引起。肺孢子菌肺炎是由耶氏（早前称为卡氏）肺孢子菌引起的一种机会性感染性真菌性肺病。PCP 的发病与宿主的细胞免疫及体液免疫有关。如果患者既往有激素及免疫抑制剂使用，不要忽视真菌性肺炎诊断。呼吸困难、干咳和发热是 PCP 的典型表现。影像学表现可出现不典型浸润，病变大多位于肺间质内，主要表现为肺纹理增多伴斑点状或网状改变，多存在于双肺门周围，此时易误诊为间质性肺炎，但该表现出现时间较短，继续观察（3～4 天）可发展为典型性表现。影像学出现典型表现：双肺小叶性肺泡和间质浸润，呈广泛网状或网结节状影和（或）磨玻璃影，病变多以肺门为中心，在多数时候肺尖部及肺底部不出现病变。分布特征：其网结节病变沿小叶中心分布。发展特征：病变多以肺门为中心，逐渐向外带扩散，最后成为弥漫性病变。不同过程观察，病变由下肺逐渐向上肺漫延。此例患者的胸部 CT 呈现典型的 PCP 肺炎影像学特点。在临床工作中，经验性抗感染疗效差时应及时调整诊治思路，积极寻找诊断依据。

参考文献

1. 陈杰. 肺孢子菌肺炎患者临床特征和诊治探讨. 重庆：重庆医科大学，2020.

2. 李侗曾，梁连春. 肺孢子菌肺炎的治疗进展. 国际呼吸杂志，2020，40（2）：151-155.

3. 黄大勇，兰慧慧. 艾滋病合并肺孢子菌肺炎 144 例临床分析. 华夏医学，2020，33（3）：155-157.

4. 石磊. 卡泊芬净在肺孢子菌肺炎治疗中的临床应用. 临床合理用药杂志，2019，12（3）：180-181.

（成丽英）

038
以低钠为首发表现的系统性红斑狼疮 1 例

病历摘要

患者，女性，34 岁。主因"间断发热伴多处小关节疼痛 2 月余"来诊。

患者 2019 年 7 月无明显诱因出现发热，伴咽痛、咳嗽、咳痰，体温最高 39 ℃，自行口服退热药，半小时左右体温降至正常，同时诉肌肉酸痛，双膝关节、双腕关节、双侧指间关节疼痛，小便不畅，有刺痛感，偶可见肉眼血尿，无尿频、尿急，无腹痛、腹泻，无畏寒、寒战，无头晕、头痛，7 月 13 日就诊于当地医院，化验血常规：WBC 3.94×10^9/L，Hb 97 g/L，NE% 72.4%；类风湿因子 68.5 IU/mL，抗核抗体 1 ∶ 320（＋）。后体温多次升高，症状同前。9 月 16 日就诊于某医院，化验血常规：WBC 9.8×10^9/L，Hb 98 g/L，

NE 8.84×10^9/L，为求进一步诊治入住我科。病程中有脱发、牙齿块状脱落，无手指遇冷变白、变紫又变红现象，患者自发病以来，精神、食欲欠佳，睡眠尚可，大便正常，小便如上所述，近 2 个月体重减轻约 3 kg。

[入院查体]　体温 36.8 ℃，脉搏 127 次 / 分，呼吸 22 次 / 分，血压 112/70 mmHg。发育正常，神志淡漠，查体欠合作。全身浅表淋巴结未触及肿大，结膜无充血，巩膜无黄染，双侧瞳孔等大等圆，对光反射灵敏。双肺呼吸音粗，未闻及干、湿性啰音。心率 127 次 / 分，律齐，各瓣膜听诊区心音正常，未闻及杂音，未闻及心包摩擦音，腹软，全腹无压痛、反跳痛，双下肢无水肿。

[辅助检查]　血常规：WBC 8.86×10^9/L，Hb 103 g/L，PLT 342×10^9/L，NE% 93.1%；CRP 15.48 mg/L；生化：ALT 81.7 U/L，AST 311.7 U/L，ALB 23 g/L，血糖 6.31 mmol/L，钾 5.64 mmol/L，钠 117 mmol/L；心肺四项：CK-MB 3.08 ng/mL，超敏肌钙蛋白 I 0.03 ng/mL，BNP 7.29 pg/mL；ESR 124 mm/L；抗 O ＜ 25 IU/mL。

[病情变化]　入院 12 小时后患者出现排尿困难，突发意识丧失，呼之不应，双侧瞳孔等大等圆，3 ～ 5 秒恢复正常，查体双侧巴氏征阳性，考虑低钠血症，代谢性脑病？继续给予留置胃管温盐水鼻饲，静脉浓氯化钠治疗。化验回报：IgA-RF ＞ 300 U/mL，IgM-RF ＞ 300 U/mL，抗核抗体（ENA）＞ 1：1280，抗双链 DNA 抗体 1：40，抗双链 DNA 抗体＞ 800 RU/mL，抗 MCV 抗体（AFA 家族）65.1 U/mL，抗 ENA 阳性（+），抗 SSA（+++），抗 SSB（+++），抗 Ro-52（+++），抗组蛋白抗体 105.9 RU/mL，抗核小体抗体＞ 200 RU/mL。头部 MRI 示双侧侧脑室旁异常信号，考虑脱髓鞘病变，脑动脉硬化，右侧大脑前动脉起自对侧颈内动脉，考虑狼疮脑病改变（图 38-1）。

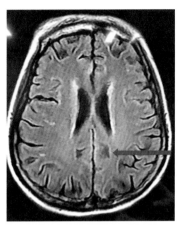

图 38-1　头部 MRI

[诊疗经过]　给予血浆置换、抗感染、激素抗炎强化治疗、免疫调节、腰椎穿刺及鞘内注射地塞米松、抑酸护胃、纠正电解质紊乱等治疗，患者神志转清，下肢肌力恢复正常，治疗 4 周后痊愈出院。

病例分析

系统性红斑狼疮（systemic lupus erythematosus，SLE）是一种累及皮肤黏膜、骨骼肌肉、肾脏及中枢神经系统等多个系统的自身免疫性疾病。血管炎是其常见病理改变，也是判断系统性红斑狼疮患者病情活动性和严重程度的首要指标。目前研究发现低钠血症与血管损伤相关。

该患者以间断发热伴多处小关节疼痛起病，入院检查严重的低钠血症，在纠正低钠血症的过程中出现了神经系统的症状，随即表现出系统性红斑狼疮对多脏器功能的损害，病情变化快并且凶险，诊治过程应注意以下几点。

（1）长期发热：导致长期发热的原因很多，多见于感染、风湿免疫疾病及肿瘤。该患者存在肺部感染可解释发热原因，但同时还应考虑其他原因导致的发热，该患者为年轻女性，风湿性疾病不能除外，积极完善风湿相关检查是很重要的，避免后续的误诊误治。

（2）严重的低钠血症不宜快速纠正以避免神经系统损伤和渗透脱髓鞘综合征（osmotic demyelinating syndrome，ODS）。ODS 是一种与髓鞘损伤有关的，以急性麻痹和神经认知功能障碍为特征的神经系统病变，主要累积脑桥的中央区（脑桥髓鞘溶解症），也累积大脑的其他区域，如丘脑、内囊和大脑皮层深部（脑桥外髓鞘溶解症）。低钠血症的严重程度决定了治疗的紧迫性和治疗目标。

低钠血症需要注意补钠，每天钠的摄入总量不超过 5 ～ 6 g。慢性（＞ 48 小时）和轻度低钠血症患者如无症状或症状较轻，口服补钠即可，饮食可高盐。对于癫痫、意识障碍等症状严重的低钠血症患者，首先静脉给予 3% 高渗性盐水。指南建议是首次负荷剂量 100 mL，3% 高渗性盐水静脉推注（≥ 10 分钟），最多重复 3 次直到症状消失，纠正目标是血钠浓度比治疗前上升 4 ～ 6 mmol/L。治疗期间每 6 小时、12 小时、24 小时、48 小时及 72 小时监测血钠水平以避免过度、过快地纠正低钠血症而导致 ODS 的发生。相对安全的范围为血钠上升速度 ＜ 6 mmol/L（输入后 6 小时内）、＜ 8 mmol/L（输入后 24 小时内）、＜ 14 mmol/L（输入后 48 小时内）、＜ 16 mmol/L（输入后 72 小时内）。高容量性低渗性低钠血症又称为稀释性低钠血症，患者补钠需谨慎，因补钠可能会导致水肿加重。

病例点评

系统性红斑狼疮是自身免疫介导的，以免疫性炎症为突出表现的弥漫结缔组织病，血清中出现以抗核抗体为代表的多种自身抗体和多系统受累是系统性红斑狼疮的两个重要临床特征，好发于生育年龄女性。该患者为年轻女性，长期发热，以低钠血症为首发表现，随后出现多脏器功能损害，结合流行病学史，及时完善风湿检查明确诊断，给予纠正低钠血症及血浆置换后病情明显改善。

低钠血症与疾病的活动性相关，可能与严重的炎症反应有关，可作为评价系统性红斑狼疮患者疾病活动性的指标。

严重的低钠血症不宜快速纠正以避免神经系统损伤和ODS。对于严重的低钠血症患者，纠正要注意补钠速度，一般要求24小时血钠不宜升高超过8 mmol/L。

参考文献

1. 吕亚新，范攀越，罗蔓菲.系统性红斑狼疮并药物性肝损伤及带状疱疹1例临床药学监护.中国现代医药杂志，2021，23（1）：87-89.

2. 季伟，戚军，曹宁，等.1例肾功能衰竭患者并发脑桥中央髓鞘溶解症的护理.中国医药指南，2020，18（14）：270-272.

（庄黎黎）

笔记

039
以腹痛、脾大、腹腔积液为表现的门静脉闭塞 1 例

病历摘要

患者，男性，57 岁。主因"腹痛半月余"入院。

患者 2020 年 3 月 28 日逐渐出现腹痛，表现为左上腹持续性胀痛，无发热、恶心、呕吐，无呕血、黑便，腹痛持续存在，4 月 8 日就诊于当地医院，化验示胆红素高，腹部彩超示腹腔积液、脾大，给予抗感染、止痛等治疗，效差，腹痛、腹胀进行性加重。

[既往史] 诊断原发性血小板增多症 4 年余，平素口服羟基脲（1 片半 / 日），4 年前脾脏外伤史，经保守治疗后好转。

[入院查体] 体温 37.0 ℃，脉搏 106 次 / 分，呼吸 19 次 / 分，血压 140/70 mmHg。神清语利，查体合作，全身皮肤黏膜未见黄染及出血点，全身浅表淋巴结未触及肿大，双肺呼吸音粗，未闻及干、

湿性啰音，心率 106 次 / 分，心律齐，各瓣膜听诊区未闻及杂音，腹膨隆，脾肋下可触及，左上腹压痛，腹肌紧张，无反跳痛，肠鸣音减弱，移动性浊音阳性，双下肢无水肿。

[辅助检查] 血常规：PLT 367.00×10^9/L；凝血系列：PT 20.7 秒，APTT 41.3 秒，D-Dimer 1076 ng/mL；生化：TBIL 48.82 μmmol/L，DBIL 12.19 μmmol/L，IBIL 36.63 μmmol/L，CK-MB 54.70 U/L，LDH 331.90 U/L，HBDH 219.80 U/L；尿常规：潜血（++），尿胆原（±），镜检红细胞 16 个 /UL。

立位腹平片：可见液气平。腹部彩超：腹腔积液（深 9.8 cm），脾大，胃潴留。腹部 CT：脾大，腹腔积液，脾静脉远端与肠系膜静脉汇合处、肠系膜静脉、门静脉主干及左右分支未见显影，考虑闭塞。

[入院诊断] 门静脉闭塞、腹腔积液、脾大、原发性血小板增多症。

[诊疗经过] ①禁饮食、抑酸、胃肠减压、止痛对症治疗；②抗凝治疗：依诺肝素 6000 U/ 次，皮下注射，1 次 /12 小时，治疗 14 天，序贯口服华法林钠片 2.5 mg/ 次、1 次 / 日；③抗血小板聚集：氯吡格雷 75 mg/ 次、1 次 / 日；④保肝：多烯磷脂酰胆碱 10 mL/ 次、1 次 / 日，复方甘草酸苷 160 mg/ 次、1 次 / 日；⑤抗感染治疗：头孢曲松钠 2 g/ 次、1 次 / 日，治疗 2 天后改为美罗培南 1 g/ 次、1 次 /8 小时治疗 5 天后改为头孢曲松钠 2 g/ 次、1 次 / 日；⑥补液、纠正电解质紊乱等对症支持治疗。经上述治疗后症状好转，可进少量流质饮食，腹痛减轻，复查凝血示 INR 1.92 达标后出院，院外继续口服华法林及氯吡格雷，定期检测凝血功能。

笔记

病例分析

该患者为中老年男性，既往血小板增多症病史，平素口服"羟基脲"治疗。研究表明原发性血小板增多症是一种骨髓增生性疾病，为造血干细胞克隆性疾病，外周血小板计数明显增高，骨髓中巨核细胞增生旺盛，以出血或血栓形成为主要临床表现，可有疲劳、乏力、脾大症状。一项关于 604 例低危原发性血小板增多症患者的回顾性研究中，43 例患者发生严重血栓事件，25 例患者发生严重出血事件，其中 35 例患者发生动脉血栓，包括脑血栓、急性心肌梗死、四肢动脉血栓、短暂性脑缺血发作，11 例患者发生静脉血栓，包括四肢静脉血栓、门静脉血栓、肺栓塞、脾静脉血栓、肠系膜上静脉血栓。结合该病例，急性起病，表现为腹痛、腹胀，腹部彩超提示腹腔积液、脾大，结合患者血小板增多症病史，血液高凝状态，考虑腹部血管性疾病可能性大，完善 CT 血管造影检查示门静脉闭塞，最终明确诊断。

门静脉血栓（portal vein thrombosis，PVT）指的是形成于门静脉主干及左右分支，脾静脉和肠系膜上、下静脉的血栓。作为一种深部血管阻塞性疾病，其起病隐匿，临床表现不具有特异性，容易漏诊。根据病因，可将 PVT 分为慢性肝病相关性 PVT、恶性肿瘤相关性 PVT 和非慢性肝病非恶性肿瘤相关性 PVT。静脉血栓形成的因素包括血液高凝状态、血流动力学改变或血管内皮损伤。非慢性肝病非恶性肿瘤患者发生 PVT 多与系统性促凝因素及局部危险因素相关。系统性促凝因素可分为遗传性血液高凝状态和获得性血液高凝状态，其中获得性血液高凝状态包括骨髓增生性疾病（如真性红细胞增多症、原发性血小板增多症、骨髓纤维化等）、抗磷脂抗体综合征、阵发性睡眠性血红蛋白尿、高同型半胱氨酸血症、口服避孕药、妊娠等。

本例患者在原发性血小板增多症的基础上，呈血液高凝状态，进而并发门静脉血栓。参照2016版《原发性血小板增多症诊断与治疗中国专家共识》，原发性血小板增多症的治疗根据有无血栓病史、动脉血栓、静脉血栓及有无CVR和*JAK2V617*突变，给予降细胞治疗、抗凝及抗血小板治疗。该患者通过抗凝及抗血小板治疗后症状缓解，院外嘱规律服药，定期复查腹部CT，明确门静脉血栓变化情况。

病例点评

门静脉系统是腹部重要的静脉系统，收集腹盆腔全部消化道、脾脏、胰腺和胆囊的静脉血。门静脉系统血栓是一种少见病，起病隐匿，容易漏诊，故而人们对此类型疾病认识不足。研究表明门静脉系统血栓可由局部和全身因素引起，一般多由局部因素所致，最常见的局部因素为肝硬化、腹腔脏器恶性肿瘤和肝移植，还包括腹腔感染、腹腔损伤和腹腔手术等。此外，还有相当一部分患者没有上述局部因素，但可发现各种促血栓形成的全身因素。

该病例中患者无肝硬化、腹腔恶性肿瘤及手术史，然而既往有原发性血小板增多症病史，该病属于骨髓增生性疾病的一种，为获得性血液高凝状态，与门静脉血栓关系密切。该患者以"腹痛半月余"为主诉入院，结合其既往骨髓增生性疾病的病史，需联想到腹部血栓性疾病的可能，通过完善腹部血管检查，进一步明确诊断，在给予抗凝及抗血小板治疗后病情好转出院。

参考文献

1. 陈帅，杨长青.门静脉血栓病因及危险因素研究进展.实用肝脏病杂志，2019，22（6）：761-764.

2. 付荣凤，宣旻，张丽艳，等.604例低危原发性血小板增多症患者的临床特征及血栓危险因素分析.中华血液学杂志，2014，35（9）：785-790.

3. 中华医学会血液学分会白血病淋巴瘤学组.原发性血小板增多症诊断与治疗中国专家共识（2016年版）.中华血液学杂志，2016，37（10）：833-836.

（王彩科）

040
以横纹肌溶解为表现的布氏杆菌感染 1 例

病历摘要

患者，男性，48 岁，农民。主因"持续发热伴淋巴结肿大、双下肢疼痛 2 周"于 2019 年 2 月 8 日入院。

患者 2 周前无明显诱因出现颈部疼痛，随后出现发热，以下午、夜间明显，汗出后热退，伴头痛、双下肢疼痛。当地医院诊断为"淋巴结炎、不除外结核感染"，给予淋巴结初次活检，考虑慢性淋巴结炎伴淋巴组织增生，输注左氧氟沙星，体温波动，患者有大汗，并且出现双下肢疼痛加重，查心肌酶提示 CK 7324 U/L、CK-MB 78 U/L。为进一步诊治转入我科。入院后大小便大致正常。

[既往史] 否认冠心病、糖尿病等慢性疾病。

[入院查体] 体温 37.8 ℃，脉搏 109 次 / 分，呼吸 16 次 / 分，

血压 78/45 mmHg。神志清晰，大汗，查体合作。皮肤黏膜无黄染，下颌淋巴结肿大，锁骨上淋巴结未触及肿大，左肺呼吸音粗，未闻及明显干、湿性啰音，心率 109 次 / 分，心律齐，无杂音，腹部无阳性体征，双下肢无水肿。

[辅助检查] 血常规：WBC 3.7×10^9/L，RBC 3.86×10^{12}/L，Hb 108.0 g/L，PLT 256.0×10^9/L；凝血系列：PT 12.1 秒；APTT 37 秒；PCT 0.78 μg/L；生化系列：血糖 5.9 mmol/L，BUN 10.9 mmol/L，CREA 113.85 μmol/L，钠 114.00 mmol/L，CK 6750 U/L，CK-MB 78 U/L。心电图示窦性心动过速，心率 109 次 / 分。

[初步诊断] 感染性休克，淋巴结炎？横纹肌溶解症，急性肾功能不全，低钠血症。

[诊疗经过] ①以 30 mL/kg 输注晶体液，纠正休克，并观察尿量。②患者存在下颌淋巴结肿大，行超声检查，淋巴结肿大不明显，无法做穿刺明确病理性质。③结核 TB-DNA、结核斑点实验、结核抗体均为阴性。④胸部 CT：左下肺感染，考虑社区获得性肺炎，给予静脉滴注莫西沙星 400 mg/ 次、1 次 / 日，体温有所下降，但是仍间断发热。⑤行发热筛查：虎红试验（＋），考虑布氏杆菌感染，加用左氧氟沙星 200 mg/ 次、2 次 / 日 + 多西环素 100 mg/ 次、2 次 / 日 + 利福平 600 mg/ 次、1 次 / 日。⑥因患者存在 CK 增高，肌酐增高，结合患者存在双下肢疼痛，考虑横纹肌溶解症，给予血液灌流治疗，防止 Myo 对于肾脏不可逆的损伤。⑦给予盐胶囊口服，纠正低钠血症。经过上述治疗后，患者发热情况改善，血压稳定，出汗减少，下颌淋巴结缩小，于 2 月 18 日出院。

📋 病例分析

患者入院时主要表现为发热，伴有下颌淋巴结肿大、触痛，结合外院病理检查为慢性淋巴结炎伴淋巴组织增生，抗菌药物治疗有一定效果，后期因为患者出现双下肢疼痛，并存在 CK 和 CK-MB 增高，为除外其他疾病转入我院。患者就诊后一直持续大汗，血压偏低，存在低钠血症，给予大剂量补液后，血压逐渐平稳，但仍反复发生低热，结合患者双下肢疼痛，不除外结缔组织疾病，ESR 和相关检查均为阴性，发热筛查中虎红试验（＋），考虑布氏杆菌病，给予左氧氟沙星、多西环和利福平 600 mg 口服治疗，症状改善，追问病史述长期饲养羊，与羊有密切接触史。

布氏杆菌病是由各型布氏杆菌引起的人兽共患的急或慢性传染病，传播途径包括家畜的直接接触或食用来自这些家畜的奶油或奶，典型表现之一就是午后发热，可有盗汗、关节痛、头痛、乏力、厌食症状，体检可发现肝大、脾大或淋巴结肿大。布氏杆菌病临床表现复杂，可侵犯全身多个组织器官，早期诊断非常重要。一旦误诊而转入慢性期，受累组织器官功能结构损害，严重影响患者的劳动能力和生命质量。Wasserheit 等曾报道横纹肌溶解和急性肾衰竭是急性布氏杆菌病的一种新表象。此患者存在横纹肌溶解症，排除其他致病因素后，考虑与布鲁氏杆菌病有关。

关于布氏杆菌病疑似病例，需要以下初筛试验任一阳性者。初筛试验：①虎红平板凝集试验结果为阳性；②胶体金免疫层析试验结果为阳性；③酶联免疫吸附试验结果为阳性；④布氏杆菌培养物涂片革兰染色检出疑似布氏杆菌。

疑似或临床诊断病例出现以下实验室检查至少一项阳性者，考虑确诊：①从患者血液、骨髓、其他体液及排泄物等任一种病理材料培养物中分离出布氏杆菌；②试管凝集试验滴度为 1 ： 100 及以上，或患者病程持续一年以上且仍有临床症状者滴度为 1 ： 50 及以上；③补体结合试验滴度为 1 ： 10 及以上；④抗人免疫球蛋白试验滴度为 1 ： 400 及以上。

病例点评

本例患者就诊最突出的症状就是午后发热伴有淋巴结肿大。发热伴淋巴结肿大可以分为感染性疾病、非感染性疾病。准确询问患者病史十分重要。对于长期不明原因发热，尤其是伴有多汗的患者，诊断思路中不能忘记布氏杆菌病。还有一些少见临床表现，如肌痛等，也需要考虑到布氏杆菌病。诊治过程中要详细追问病史，注重询问患者的职业，注重流行病学的调查，患者往往有牛、羊等牲畜接触史。即使没有牲畜接触，也不能排除布氏杆菌病，还要注意饮食相关感染的可能。

2012 年卫生部发布了《布氏菌病诊疗指南》推荐一线用药为多西环素联合利福平或链霉素，难治性病例加用氟喹诺酮类或三代头孢菌素，多西环素、利福平是治疗布氏杆菌病的主要药物。

参考文献

1. WASSERHEIT J N, DUGDALE D C, AGOSTI J M. Rhabdomyolysis and acute renal failure: a new presentation of acute brucellosis. The Journal of Infectious Diseases, 1984, 150（5）: 782-783.

2. 罗明泉. 横纹肌溶解和急性肾衰竭：急性布氏菌病的一种新表象. 地方病译丛, 1986, 7（5）: 40-41.

3. KASPER D L, FAUCI A S. 哈里森感染病学 1 版. 胡必杰。潘珏, 高晓东, 译. 上海：

上海科学技术出版社出版, 2019: 504-507.

4. 朱珠, 陈安林, 彭丹, 等. 布鲁氏菌病的诊断及治疗方法研究进展. 山东医药, 2017, 57 (7): 104-107.

5. 赵越, 王英, 于慧, 等. 人类布鲁氏菌病的 PCR 诊断技术研究进展. 包头医学院学报, 2015, (3): 129-131.

（刘铮）

笔记

041
以胸痛为首要表现的
系统性红斑狼疮 1 例

病历摘要

患者，女性，21 岁。主因"发热伴间断胸痛 2 天"来急诊。

患者 2020 年 3 月 1 日感咽痛，偶有咳嗽，无咳痰，自测体温 38.5 ℃，遂就诊于我院发热门诊，血常规示 WBC 3.97×10^9/L、LY% 19.5%、NE% 72.4%，CRP 5.95 mg/L，行胸部 CT 未见明显异常，给予降温治疗后效果欠佳，并出现心前区疼痛，未放射至肩背部，持续约数分钟后可自行缓解，反复发作，遂转入我院急诊，给予口服奥司他韦 75 mg/ 次、2 次 / 日，注射用阿奇霉素 25 mg 治疗，效果欠佳。完善相关化验检查，考虑"病毒性心肌炎？发热待查"，于 3 月 2 日转入我院心血管内科继续治疗。

[入院查体] 体温 39.6 ℃，脉搏 120 次 / 分，呼吸 20 次 / 分，

血压125/70 mmHg。发育正常,神志清楚,全身浅表淋巴结未触及肿大,颈动脉搏动正常,颈部血管未闻及血管杂音,双肺呼吸音清,未闻及干、湿性啰音,心率120次/分,心律齐,各瓣膜听诊区心音正常,未闻及病理性杂音及心包摩擦音,腹部平坦,未见胃肠型及蠕动波,腹软,全腹无压痛、反跳痛及肌紧张,肝、脾肋下未触及肿块,双下肢无水肿,腹主动脉及双肾动脉区未闻及血管杂音。

[辅助检查] 血常规：WBC 4.31×10^9/L，LY% 8.6%，NE% 85%；CRP 46.6 mg/L；生化：AST 1500 U/L，钾 3.67 mmol/L，CK 332.81 U/L，CK-MB 17.4 U/L，LDH 1759.8 U/L，HBDH 548.4 U/L，PCT 1.35 ng/mL。心电图示窦性心动过速，Ⅱ、Ⅲ、aVF T波倒置。

[诊疗经过] ①下病危通知书，给予心电、血压、血氧监测；②给予抗病毒、抗感染、营养心肌、改善循环、保肝、血浆输入改善凝血等治疗，效果欠佳；③完善风湿系列检查示抗 ENA（+），抗 SM（+），抗双链 DNA 抗体 160.8 PU/mL，抗 SSA 抗体（+++），抗核抗体 1 : 640，抗 RNP/SM 抗体（+）；呼吸道感染 IgM 九连检：肺炎支原体弱阳性，流感病毒 A 型阳性；发热筛查：CRP 78 mg/L，考虑"系统性红斑狼疮合并心脏损伤"。

📋 病例分析

系统性红斑狼疮（systemic lupus erythematosus，SLE）是一种累及多器官的自身免疫性疾病，心脏是其重要靶器官之一，可累及各个部分，包括心包、传导系统、心肌、瓣膜及冠状动脉等，有文献报道其发病率在国外为 52% ～ 98%，国内为 54% ～ 87%。一般认为超过 50% 的系统性红斑狼疮患者累及心脏时属无症状型，其 ECG 异

笔记

常是常见改变，多表现为 ST-T 缺血性改变。最常表现为瓣膜受累，免疫球蛋白和补体沉积在瓣膜上可形成 Libman-Sacks 赘生物，引起瓣膜增厚、反流，可通过超声心动图予以诊断，其中二尖瓣最常受累，且大多数系统性红斑狼疮患者二尖瓣病变是轻度的，临床上常无明显症状；也可出现心包炎、心律失常等异常。其诊断在于排除其他原因引起的心肌损害后，可明确系统性红斑狼疮合并心脏损害。瓣膜的严重反流、感染性心内膜炎、血栓事件是系统性红斑狼疮瓣膜性心脏病的常见并发症，皮质类固醇治疗系统性红斑狼疮瓣膜性心脏病的疗效尚不确定，对于瓣膜病变导致血流动力学显著改变的患者可采用外科手段进行治疗。

该患者以发热起病，后出现反复胸痛症状，患者既往无心脏病病史，此次胸痛发作之前有病毒感染表现，化验提示肌酶进行性升高，考虑不排除病毒性心肌炎可能，遂经过急诊对症治疗后转入心血管内科进一步治疗，完善心肌损伤标志物检查示 CK-MB 0.23 ng/mL，Myo 20.8 ng/mL，超敏肌钙蛋白 I 0.01 ng/mL，BNP 5.46 pg/mL，提示患者无心肌损伤可能。随后完善一系列发热筛查提示抗 ENA（+），抗 SM（+），抗双链 DNA 抗体 160.8 PU/mL，抗 SSA 抗体（+++），抗核抗体 1 ： 640，抗 RNP/SM 抗体（+），考虑系统性红斑狼疮。既往研究表明系统性红斑狼疮可累及心脏，出现瓣膜、心律失常、心包炎等异常表现，结合心电图、超声心动图等排除其他原因导致的心肌损害后即明确诊断，并给予针对性治疗。

病例点评

系统性红斑狼疮最常受累的器官之一为心脏，主要是由于心血

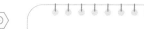

管系统相应部位有抗原免疫复合物沉积所致。心肌炎、瓣膜病变、心包炎、心内膜炎、冠状动脉疾病为其主要表现。其中最常见的为心包炎，包括纤维性心包炎（主要表现为心包摩擦音及心前区疼痛）、渗出性心包炎（以呼吸困难为主要表现）等。急性心包炎的体征和症状包括典型的心前区疼痛或胸骨下疼痛，又伴有呼吸困难，此外患者可有发热、心动过速和心音减弱，少数可听到心包摩擦音。淋巴结肿大、低 C3、抗 SSB 抗体阳性和 SLEDAI（系统性红斑狼疮疾病活动指数）≥ 10 分是系统性红斑狼疮心脏损害的危险因素。

作为临床医师，若遇到以胸痛为表现的病例，不能片面考虑心肺因素影响，而要有整体观、全局观。首先应全面询问既往病史，并进行完整查体，筛选出与病情相关的阳性结果进行分析。建议对系统性红斑狼疮患者做补体、SSB 抗体检查及 SLEDAI 评分。此外，辅助检查如测定心电图 QT 间期离散度、食道超声心动图、心肌 MRI 或心肌核素显像、心脏冠状动脉 CT 等是早期诊断系统性红斑狼疮心脏病变的无创性方法，且都有助于早期发现心脏病变。

参考文献

1. VILA L, RIOS Z, RIVERA E, et al. Lymphocyte populations and cytokine concentrations in pericardial fluid from a systemic lupus erythematosus patient with cardiac tamponade. Ann Rheum Dis, 1999, 58（11）: 720-721.

2. 于德志，王武军. 系统性红斑狼疮瓣膜性心脏病的诊断和治疗. 河南职工医院学报，2006，18（2）: 163-166.

3. 王天民，杨健，孙葵英. 系统性红斑狼疮心脏病 35 例临床分析. 滨州医学院学报，1994，17（3）: 234-235.

4. 王丽娟，杨旭燕. 系统性红斑狼疮合并心脏损害的危险因素分析. 浙江中西医结合杂志. 2015，25（7）: 651-654.

（王炳晋）

042
以肢体无力为表现的
腹主动脉瘤 1 例

病历摘要

患者，男性，71 岁。主因"左下肢无力 15 小时余"于 2020 年 9 月 23 日 8：30 首诊于我院急诊神经内科。

患者 2020 年 9 月 22 日约 15 时因腰痛按摩后上楼时出现双眼发直、意识一过性丧失，伴出汗、大小便失禁，意识恢复后发现左下肢无力，行走需人扶持，卧床休息后左下肢无力缓解不明显，不能抬离床面，症状持续存在，病程中未诉头痛、头晕、恶心，无呕吐，精神状态差，活动较平素减少。

[既往史] 高血压、陈旧性脑梗死、腰椎间盘突出病史。

[入院查体] 体温 36 ℃，脉搏 98 次 / 分，呼吸 20 次 / 分，血压 102/63 mmHg，SpO_2 98%。神志模糊，仰卧位，精神差，查体不合作。

双侧瞳孔正常（左 3 mm/ 右 3 mm），对光反射存在，心肺腹无阳性体征，左下肢肌力 2 级，余肢体有自主活动，双上肢、双下肢无水肿，双侧 Babinski 征阴性，末梢循环异常。

[辅助检查] 血常规：WBC 23.58×10⁹/L，RBC 3.72×10¹²/L，Hb 119 g/L，NE 21.8×10⁹/L，NE% 92.3%；CRP 248.14 mg/L；凝血：D-Dimer 16699.00 ng/mL，纤维蛋白原 5.06 g/L；生化：ALT 17.40 U/L，AST 20.10 U/L，尿素 12.17 mmol/L，CREA 129.13 μmol/L；心肺四项：CK-MB 0.81 ng/mL，Myo 213.19 ng/mL，超敏肌钙蛋白 I 0.03 ng/mL，BNP 45.30 pg/mL。头颅 CT：右侧侧脑室旁低密度影（图 42-1）。

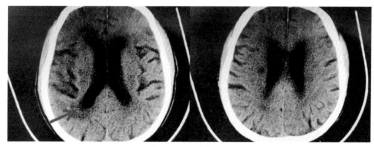

图 42-1 头颅 CT

[诊疗经过] ①入院给予阿司匹林抗血小板聚集、罂粟碱扩血管、补液、抗感染、纠正电解质紊乱、对症支持等治疗。②9 月 24 日 6：15 出现胸憋、烦躁不安，随之出现双眼发直、四肢不自主抖动，伴意识丧失、大汗，心电监护示心率波动于 140～180 次 / 分，急查心电图示 ST-T 段异常，约 2 分钟左右意识恢复；急查心梗三项：肌钙蛋白 2.27 ng/mL，肌红蛋白＜ 30 ng/mL，NT-proBNP 1165 pg/mL，其余见表 42-1 及表 42-2；心脏彩超示左室壁阶段性运动障碍，左心室收缩功能正常。9 月 24 日 7：36 转入急诊内科进一步治疗，结合病史考虑诊断：冠心病，急性心肌梗死，心功能Ⅳ级，乳酸酸中毒，

陈旧性脑梗死，急性再梗不除外，高血压病，电解质紊乱。立即行床旁彩超，考虑腹主动脉瘤；即刻完善胸腹部 CTA 检查回报示腹主动脉破裂伴假性动脉瘤形成；腹主动脉、双侧肾动脉、髂总动脉及髂内外动脉多发钙化及非钙化性斑块形成，伴局部管腔轻度狭窄；左侧髂窝血肿形成（图 42-2）。③ 10：29 返回病房途中患者突然出现意识丧失、大汗、四肢不自主抖动，呼吸急促；心电监护示心率、血压进行性下降，经心肺复苏抢救无效死亡。死亡诊断：腹主动脉瘤破裂，多脏器受累，多功能功能衰竭，失血性休克，高血压。

表 42-1　血常规

日　期	白细胞计数	红细胞计数	血红蛋白	血小板	中性粒细胞绝对值	中性粒细胞百分比
9 月 23 日	23.58×10^9/L	3.72×10^{12}/L	119 g/L	229×10^9/L	21.8×10^9/L	92.3%
9 月 24 日	24.52×10^9/L	2.36×10^{12}/L	79 g/L	131×10^9/L	23.1×10^9/L	94.1%

表 42-2　生化

日　期	丙氨酸氨基转移酶	天门冬氨酸氨基转移酶	乳酸脱氢酶	尿　素	肌　酐
9 月 23 日	17.40 U/L	20.10 U/L	232.4 U/L	12.17 mmol/L	129.13 μmol/L
9 月 24 日	4291.10 U/L	10 989.40 U/L	5619.9 U/L	15.53 mmol/L	277.00 μmol/L

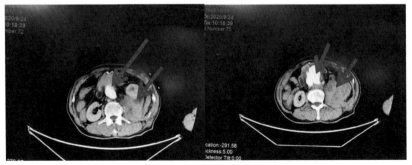

图 42-2　胸腹部 CTA

病例分析

腹主动脉瘤（abdominal aortic aneurysm，AAA）是指腹主动脉壁退变、遗传或一些先天因素致血管壁逐步扩张，一般将瘤体直径增大超过 50% 称为动脉瘤，患者多伴有长期的高血压、糖尿病等慢性疾病，AAA 一旦出现破裂，患者病死率极高。

破裂性腹主动脉瘤（rupured abdominal aortic aneurysm，RAAA）是血管外科领域最凶险的疾病之一，也是 AAA 患者最严重的并发症。对于 RAAA 患者的诊疗涉及急诊科和普外科的及时分诊、影像科的及时影像学支持、血管外科的及时处理等多学科合作。RAAA 的诊疗需要关注以下几点。

1. 早期识别与诊断

AAA 未破裂时患者常无症状，当血压突然升高或血管壁逐渐薄弱可引起急性扩张甚至破裂，发展为 RAAA。最常见的主诉为疼痛，疼痛根据 AAA 破裂的位置可位于腹部、腹股沟区或腰背部。在年轻患者中，可由于后腹膜组织强韧形成局限性的血肿，随着出血量的逐渐增加，血肿不断扩大，后腹膜不能承受持续增高的压力时会引起血肿破入腹腔，预后极差。因而，具有以下临床症状患者须警惕 RAAA：①年龄＞50 岁，以不可缓解的腹痛或腰背部疼痛为主诉，同时合并低血压性休克的患者。②既往诊断为 AAA，以不可缓解的腹痛或腰背部疼痛为主诉，合并低血压性休克的患者。对于体型较瘦、AAA 较大的患者，就诊时简单的腹部体检可以提供一定的诊断依据，AAA 患者可在腹部扪及一搏动性肿块。对于体检阳性的患者合并上述症状须高度警惕。

超声是最为快速且有效的筛查方式。腹部彩超可迅速筛选出 AAA 患者，但对于 AAA 有无合并破裂的判断敏感度不高。同时由于附壁血栓的存在，超声对于 AAA 的准确直径常有误判。增强 CT（尤其是针对主动脉血管的胸腹 CT 血管成像）对于 RAAA 的诊断意义越来越重大。

D- 二聚体是纤溶活化因子在纤溶酶介导下降解生成的纤维蛋白降解产物，可通过对纤溶酶及凝血酶活性变化的调节，进而将机体继发性纤溶系统与凝血系统活性反映出来，并判断机体状态是纤溶亢进还是高凝，这对有血栓形成倾向的疾病（如肺栓塞、深静脉血栓等）具有一定的诊断和预测价值。近年来研究发现 D- 二聚体对主动脉瘤的辅助诊断及预后的判定具有一定的临床意义，可能与主动脉瘤血管内膜撕裂导致血管壁受损及假腔血流缓慢导致假腔血栓化所引发的纤维蛋白溶解系统亢进有关，且 D- 二聚体的水平是主动脉瘤患者预后的独立危险因素，与院内病死率明显相关。该患者入院后查 D- 二聚体水平异常升高，且合并多项指标异常，不能用脑梗死解释。因此对于 D- 二聚体水平明显升高的患者，应高度重视并积极完善相关检查，采取相应措施以减少不良后果的发生。

2. 术前处理原则

RAAA 危及患者生命最主要的因素是失血性休克，大量出血造成的血流动力学不稳定是影响患者预后的重要因素，因而对于确诊甚至高度怀疑为 RAAA 的患者在术前须及时纠正血流动力学的不稳定状态以维持重要器官的血供。及时建立双静脉通路十分必要。不建议在有效控制出血前大量补液，建议将患者尽可能维持在一个相对稳定的低血压状态（目标收缩压一般为 70 ~ 90 mmHg），为手术创造条件。

3. 治疗

RAAA 患者从发病到接受手术的时间长短是影响患者预后的重要因素。治疗原则：缩短时间窗，选择最佳术式。

病例点评

RAAA 是一种少见病，其临床表现多不典型且复杂多变极易被误诊；大部分患者无任何症状，多在体检或腹部 X 线或其他原因行腹部超声检查时被偶然发现，老年患者症状多不典型。曾有文献报道主动脉夹层动脉瘤引起一过性下肢功能障碍，认为是脊髓缺血性损伤所致，本病例中患者临床表现以一侧肢体无力为主，症状不典型，化验示 D- 二聚体明显升高，后完善 B 超及 CTA 检查明确诊断。

RAAA 作为一种极为凶险的疾病，不仅应得到血管外科医师的重视，更应该得到急诊科、影像科等多学科的重视。采用以血管外科为中心、多科配合下的快速有效诊疗流程才能最大程度降低其病死率。早期识别诊断、规范化术前处理措施、合理的选择治疗策略、术中精细化处理、术后并发症的预防与治疗，每一环节都会对患者预后造成影响。不论是站在医师的角度，还是站在医院管理者的角度，都应该去完善自身负责的每一个环节，使患者获得更好的治疗结局。

参考文献

1. 夏友传，乔彤，司春强，等 . 20 例腹主动脉瘤腔内修复术的临床分析 . 皖南医学院学报，2020，39（6）：558-560，563.

2. 符伟国，原通 . 破裂性腹主动脉瘤诊治流程 . 中国实用外科杂志，2020，40（12）：1356-1359.

3. 石毅，姚陈，王劲松，等 . 高龄腹主动脉瘤患者的治疗与预后分析 . 中国血管外科杂志（电子版），2020，12（4）：278-282.

4. NAZERIAN P，MUELLER C，SOEIRO A M，et al. Diagnostic accuracy of the aortic dissection detection risk score plus D-dimer for acute aortic syndromes：the ADvISED prospective multicenter study. Circulation，2018，137（3）：250-258.

（董莎）

043
预激综合征合并房颤 1 例

病历摘要

患者，男性，50 岁。主因"胸痛 30 分钟"来诊。

患者 2019 年 10 月 12 日 13：30 出现胸痛，位于心前区，伴上腹部不适、出汗，无胸憋、气紧、左肩臂部放射痛，无心悸、反酸、胃灼热、腹痛，自行口服美托洛尔 12.5 mg，持续 30 分钟不缓解来我科就诊。

[既往史]　既往有甲状腺功能亢进病史 5 年，行 ^{131}I 治疗后转为甲状腺功能减退症，长期口服左甲状腺素钠 1 片治疗，否认高血压、糖尿病、冠心病病史。

[入院查体]　血压 100/76 mmHg，神志清楚，精神欠佳，双肺阴性，心率 186 次 / 分，心律绝对不齐，第一心音强弱不等，未闻及杂音，

腹（-），双下肢无水肿。

[辅助检查]　化验血钾 3.5 mmol/L，肌钙蛋白< 0.10 ng/mL；心电图（图 43-1）示快速房颤合并预激综合征（wolf-parkirson-white，WPW）；心脏彩超未见血栓（图 43-2）。

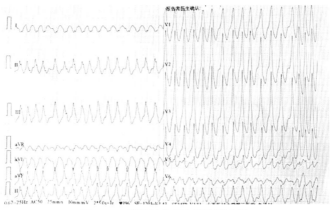

图 43-1　预激综合征合并快速房颤

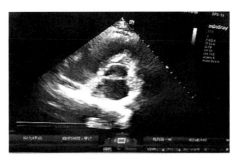

图 43-2　心脏彩超示左房内未见血栓

[诊疗经过]　入院后给予极化液营养心肌、普罗帕酮治疗，阿司匹林 300 mg 及替格瑞洛 180 mg 抗血小板聚集等治疗后，患者心室率仍波动于 140 ～ 168 次 / 分，测血压 86/46 mmHg，较入院时开始下降，与家属沟通后，予安定 5 mg 镇静，行双向波 100 J 电复律，心电图（图 43-3）转为窦性心律，A 型 WPW。转入心内科后行冠状动脉造影未见明显异常，随后行射频消融术治疗，好转出院。

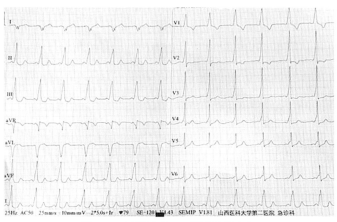

图 43-3　窦性心律，A 型预激综合征

病例分析

WPW 并发房颤是该综合征的主要临床表现之一，其发生率约为 30%。50% 的 WPW 患者可伴发阵发性房颤，而慢性房颤则很少见。WPW 伴发房颤的主要问题是易发展为心室颤动，如果旁路不应期短，则旁路下传的冲动使心室率极为快速，可导致血流动力学的紊乱而发展为室颤，危及生命，所以 WPW 合并房颤应高度关注，应积极治疗。

WPW 合并房颤的症状有心悸、胸闷、气短、疲劳等，有些伴持续性房颤患者可能有严重低血压、晕厥等血流动力学紊乱的表现。但这些症状不具有特异性，且许多 WPW 合并房颤是无症状的，所以诊断 WPW 合并房颤主要靠 ECG 和电生理检查。ECG 特点是极快的心室率、R-R 间期不等、QRS 波宽大伴 δ 波。

直流电复律是治疗 WPW 伴任何类型的快速性心律失常最快速、有效的措施，特别是在患者出现严重血流动力学障碍，如严重低血压、休克、心力衰竭、剧烈胸痛、短暂性脑缺血发作及对药物的反应不佳时，应首选同步直流电复律，一般用 100 ～ 150 J 即可。对于既往有风湿性心脏病史，心房颤动时间长，经超声心动图证实左心房内有血栓，易形成栓塞者，是否进行电复律需谨慎，以免造成栓子脱落形成栓塞。

WPW 合并心房颤动患者，若血流动力学稳定应首先考虑药物治疗，可选择的药物有普罗帕酮、胺碘酮、普鲁卡因胺、伊布利特等药物。射频消融术是根治 WPW 合并心房颤动最有效的方法，手术成功率各报道不一，一般都在 90% 以上。

该患者有胸痛、上腹部不适、出汗症状，心电图显示 WPW 合并快速心房颤动，化验心肌梗死标志物正常，根据心电图表现诊断明确，在使用普罗帕酮无法转复后，给予直流同步电复律转复成功。

病例点评

WPW 合并心房颤动可引起快速心室反应，容易发展为心室颤动，使血流动力学恶化，危及生命，因此及时诊断和合理治疗 WPW 合并心房颤动具有重要临床意义。该病临床表现多样，很容易与急性冠状动脉综合征引起的恶性心律失常相混淆。在诊断方面，有典型的心电图可明确诊断，在无发作时，可进行电生理检查。明确诊断后，要立即使用药物恢复正常心律，应注意 β 受体阻滞剂、腺苷、钙离子拮抗剂会延迟房室结传导，间接增强旁路的传导性，导致心室率增加，易发心室颤动，应禁止使用。若伴有血流动力学不稳定，应及时行直流同步电复律治疗。

参考文献

1. CENTURION O A，SHIMIZU A，ISOMOTO S，et al. Mechanisms for the genesis of paroxysmal atrial fibrillation in the wolff-parkinson-white syndrome：intrinsic

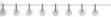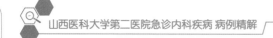

atrial muscle vulnerability vs. electrophysiological properties of the accessory pathway. Europace，2008，10（3）：294-302.

2. BREMBILLA-PERROT B，CHOMETON F，GROBEN L，et al. Are the results of electrophysiological study different in the patients with a pre-excitation syndrome，with and without syncope? Europace，2008，10（2）：175-180.

3. 成保胜. 预激综合征合并心房颤动的心电图特点. 实用心电学杂志，2006，15（1）：11-12.

4. ZIPES D P，CAMM A J，BORGGREFE M，et al. ACC/AHA/ESC 2006 guidelines for management of patients with ventricular arrhythmias and the prevention of sudden cardiac death：a report of the American college of cardiology/American heart association task force and the european society of cardiology committee for practice guidelines（writing committee to develop guidelines for management of patients with ventricular arrhythmias and the prevention of sudden cardiac death）. J Am Coll Cardiol，2006，48（5）：e247-e346.

（马瑞）

044
孕妇感染李斯特菌 1 例

病历摘要

患者，女性，33岁。主因"停经4月余，发热4天，下腹憋痛1天"急诊入院。

患者2020年5月4日19时许受凉后出现四肢关节肌肉酸痛，伴畏寒、头痛，自行多饮水，未行特殊治疗。次日出现体温升高，达38 ℃，仍感明显头痛，口服小柴胡颗粒（具体不详），疗效差，体温反复升高，最高达39.5 ℃，伴不规律下腹憋痛，无阴道异常分泌物、出血，于2020年5月8日就诊于我院急诊科。患者发病以来精神、食欲差。目前妊娠17^{+3}周，产前门诊规律检查。

[既往史]　既往体健，发病前饮食冰箱内不洁食物。

[入院查体]　体温38.5 ℃，脉搏99次/分，呼吸20次/分，

血压 115/72 mmHg。发育正常，急性病容，言语流利，对答切题，查体合作。全身皮肤黏膜未见黄染，双肺呼吸音清，未闻及干、湿性啰音，心率 99 次 / 分，心律齐，各瓣膜听诊区未闻及杂音，腹部膨隆，全腹无压痛、反跳痛及肌紧张，肝、脾触诊不满意，肠鸣音 3 次 / 分，双下肢无水肿。

[辅助检查] 血常规：WBC 10.05×10^9/L，NE% 77.3%，LY% 12.9%；CRP 48.73 mg/L；PCT 0.19 ng/mL；ESR 25 mm/h；生化：钾 2.75 mmol/L，钠 132 mmol/L。呼吸道八联检未见异常；一般细菌培养 + 药敏：单核细胞增生性李斯特菌。血培养镜下见单核细胞增生性李斯特菌（图 44-1）。

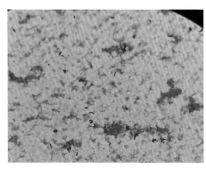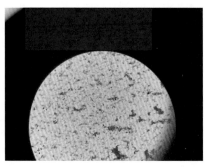

注：该菌为革兰阳性短杆菌，大小约为 0.5 μm×（1.0～2.0）μm 直或稍弯，两端钝，常呈 V 字形排列，偶有球状、双球状，兼性厌氧、无芽孢，一般不形成荚膜，但在营养丰富的环境中可形成荚膜，在陈旧培养中的菌体可呈丝状及革兰阴性，该菌有 4 根周毛和 1 根端毛，但周毛易脱落。

图 44-1　单核细胞增生性李斯特菌血培养镜下

[入院诊断] 李斯特菌感染，G1P0 宫内妊娠 17^{+3} 周。

[诊疗经过] 入院后给予头孢曲松钠 2.0 g/ 次、1 次 /12 小时，纠正电解质紊乱、对症治疗。在诊治期间，患者腹部憋痛加重明显，以下腹为著。请妇产科会诊后加用硫酸镁抑制宫缩，但疗效差；仍有间断发热，体温最高达 40 ℃。5 月 9 日更换为美罗培南，下腹憋痛渐增强，再次请妇产科会诊，给予利托君抑制宫缩，疗效差，当

天 17 时许出现阴道流水，考虑难免流产，转产科进一步诊治。

病例分析

　　李斯特菌病是一种由单核细胞增生性李斯特菌感染所致的一种人畜共患病。其广泛存在于自然界中，食品中存在的单增李斯特菌对人类的安全具有危险，该菌在 4 ℃的环境中仍可生长繁殖，是冷藏食品威胁人类健康的主要病原菌之一。李斯特菌病主要通过消化道传播，在孕妇中可通过胎盘、产道等传染胎儿，对人类有较强感染性。该患者为 33 岁女性，宫内妊娠 17^{+3} 周，属李斯特菌易感人群。李斯特菌病在健康人群中偶有发生，症状较轻微，多表现为轻度胃肠炎，但在新生儿、老年人及免疫低下者等高危人群中常导致致命性感染，病情难以控制并且临床预后极为不佳，病死率极高。孕妇感染李斯特菌病的概率是非孕人群的 18 倍以上，常导致胎儿流产或早产，新生儿也容易出现脓毒血症及死亡，所以说李斯特菌虽发病率低，但对孕妇、胎儿的危害极大。

　　由于其表现常不典型，一般有消化道症状、发热，常被误以为是胃肠炎，有可能会导致流产、胎停育、死胎、早产等不良后果。追问患者发病前有冰箱不洁饮食病史，临床表现以发热为主，消化道症状不典型，急诊入院缺乏诊断依据。入院后考虑呼吸系统、泌尿系统、胃肠道感染性疾病等，在积极寻找病因过程中，患者下腹憋痛明显，考虑先兆流产入产科，娩出死胎。后血培养报告示单核细胞增生性李斯特菌，依据血培养诊断明确。李斯特菌病由于缺乏典型的临床症状，诊断主要依靠病原学诊断，需要进行细菌培养，因此快速进行临床判断相当困难。

病例点评

患者为妊娠女性，入院以发热就诊，在考虑常见发热病因外，应细问病史，如有冰箱冷藏食品食入史，应高度怀疑李斯特菌感染可能，孕妇感染李斯特菌病的概率很高，危害极大。如高度怀疑应积极行血培养，早期做干预治疗。在此患者诊治过程中，我们经验性使用头孢类抗菌药物，对于李斯特菌感染是无效的。

目前关于单核细胞增生李斯特菌的治疗方案，缺乏大规模临床研究。相关报道首选方案为氨苄西林联合庆大霉素，此联合用药方案作用强于青霉素联合庆大霉素；但是也有综述表明，单独使用氨苄西林并未导致病死率上升；可以选择青霉素联合庆大霉素治疗，治疗成功率也较高；氨苄西林（或阿莫西林或青霉素等 β- 内酰胺类抗菌药物）过敏的人群可单独使用磺胺类抗菌药物；HIV 的患者，服用复方磺胺甲噁唑可以预防耶氏肺孢子菌感染，同时，对于李斯特菌感染也有预防作用。对于其他多种药物的效果如何没有明确的相关报道。

参考文献

1. 吴婷，颜伟卉，罗力冰，等 . 国内 102 例妊娠合并李斯特菌感染的临床分析 . 临床医药文献电子杂志，2020，52（7）：9-11.
2. 李春云，刘瑞霞，阴赪宏 . 妊娠合并单核细胞增生性李斯特菌感染的诊治分析 . 中国医刊，2019，54（4）：361-363.

（成丽英）

笔记

045

主动脉夹层合并急性心肌梗死 1 例

病历摘要

患者，男性，49 岁。主因"胸骨前区疼痛 10 小时"来院。

患者 10 小时前休息时出现胸骨前区疼痛，伴左肩背部疼痛、咽部紧缩感，有大汗，持续不缓解，无恶心、呕吐，无咳嗽、咯血，无肋间按压痛，就诊于当地医院，给予对症处理（具体治疗不详）后，症状稍缓解，转入我院急诊。

[既往史] 高血压 6 年，收缩压最高达 200 mmHg，间断服用复方利血平氨苯蝶啶，平素血压控制于 150 ~ 160/90 ~ 100 mmHg。

[入院查体] 体温 36.6 ℃，脉搏 62 次 / 分，呼吸 19 次 / 分，血压 180/102 mmHg（右）、160/89 mmHg（左）。全身皮肤未见出血点、蜘蛛痣，双肺呼吸音粗，未闻及明显干、湿性啰音，心率

62 次 / 分，心律齐，各瓣膜区未闻及病理性杂音，腹平软，无压痛、反跳痛，肠鸣音 4 次 / 分，双下肢无水肿。

[辅助检查] WBC 13.35×10^9/L，D-Dimer 2951 ng/mL，肾功离子、心肌酶大致正常；心肺四项：CK-MB 3.96 ng/mL，肌红蛋白 51.79 ng/mL，超敏肌钙蛋白 I 0.05 ng/mL，BNP 297.43 pg/mL。

心电图示 V_1、V_2、V_3 导联 ST 段抬高 0.2 mV，I、aVL 导联 T 波倒置，V_{3R}、V_{4R} 导联 ST 段抬高 0.2 mV。心脏彩超示左心室壁节段性运动障碍，室间隔、前壁运动幅度减低。

[初步诊断] 冠心病，急性前间壁心肌梗死？主动脉夹层？高血压 3 级（极高危）。

[诊疗经过] 行冠状动脉造影术：前降支近端闭塞，钝缘支近端狭窄 70%，右冠弥漫斑块，于前降支开通血管后置入 2 枚支架。行胸腹部 CTA 检查示主动脉弓至腹主动脉远端分叉处管腔内可见线型内膜片，可见真假腔形成，呈螺旋形改变，真腔密度高，假腔密度低，左侧髂总动脉开口于假腔，右侧髂总动脉开口于真腔（图 45-1）。因患者有主动脉夹层动脉瘤，进展可能性大，为防止夹层破裂所致大出血，择期行主动脉夹层腔内隔绝术，术后好转出院。

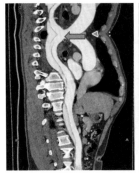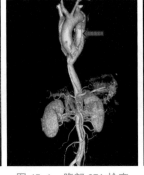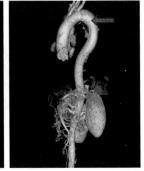

图 45-1 腹部 CTA 检查

病例分析

急性心肌梗死和主动脉夹层都是急性胸痛的常见病因，当这两种致死率极高的疾病强强联合时，我们应怎样识别和处理？

主动脉夹层也称主动脉夹层动脉瘤，是指主动脉腔内的血液通过内膜的破口进入主动脉壁囊样变性的中层而形成夹层血肿（动脉内形成真、假两腔），随血流压力的驱动，逐渐在主动脉中层内扩展，这是主动脉中层的解离过程，并非主动脉壁的扩张，是一种危险的急性病，可能快速致死。如果主动脉夹层完全撕裂，将会迅速大规模失血导致循环衰竭而立刻死亡。主动脉夹层破裂的病死率为 80%，有 50% 患者甚至还没来得及到达医院就已经死亡。因此如果主动脉夹层达到 6 cm，患者必须采取紧急手术治疗。

若主动脉夹层累及冠状动脉开口时可导致心肌缺血，早期识别非常重要。对所有急性心肌梗死患者均进行主动脉 CTA 筛查，会显著延长急性心肌梗死患者的转运时间，不符合指南推荐，并不可取。因此常规测量双侧血压、完善心脏彩超检查能有效提高主动脉夹层检出率；急诊心电图可鉴别主动脉夹层和心肌梗死，约 20% 的急性 A 型主动脉夹层心电图检查可出现心肌缺血或心肌梗死的表现；胸部 X 线检查可在 60% 以上的主动脉夹层患者中发现主动脉影增宽；急诊 CT 扫描可发现主动脉双管征；经胸壁超声心动图可发现冠状动脉的开口是否被夹层遮蔽，数字血管造影仍然是金标准。

主动脉夹层合并急性心肌梗死多由于夹层撕裂导致冠状动脉口部闭塞，造成心肌缺血，这些患者一部分在发生夹层前就已经由于严重心肌梗死和心源性休克死亡。对于这部分患者，如果已经进行了冠状动脉造影，并发现主干血管闭塞或重度狭窄，是否应行 PCI

术后再行外科手术，是一个两难境地：若不开通血管，患者可能因为心肌梗死死亡；若开通血管，术后的抗血小板治疗会增加夹层可能性，也会严重影响手术治疗。

主动脉夹层合并左主干血管灌注不良短期内会导致心源性休克，对于这种情况应及早行 PCI 治疗改善血供，争取手术时机；对于合并右冠灌注不良患者，因为右心室对心功能影响相对较小，只需维持有效灌注压即可，若急诊外科手术条件允许，可以对右冠灌注不良进行姑息，及早行外科手术治疗；虽然右冠灌注不良引起心源性休克可能性较小，但右冠闭塞仍可能导致严重心律失常，如三度房室传导阻滞、窦性停搏等，若出现这种情况，仍应考虑早期行 PCI 治疗，再进行外科手术。

对血流动力学稳定的患者，急诊的初步治疗措施主要是控制疼痛和血压。止痛常用硫酸吗啡。理想的控制性降压是将血压控制在 120/70 mmHg，β 受体阻滞剂是主动脉夹层急性期最常用的降压药物，该类药物可减弱左心室收缩力、降低心率，减轻血流对动脉壁的冲击。如果单用该类药物血压控制不理想可加用血管扩张剂，最常用的是硝普钠，但单用硝普钠会增强左心室收缩力，因此最好和 β 受体阻滞剂合并使用。对于血流动力学不稳定的患者应急诊行气管插管，机械通气，立即行经食道超声检查，如果发现有心包填塞应急诊行开胸手术。如发现进行性增大并不断外渗的 B 型主动脉夹层，可急诊行腔内隔绝术。

病例点评

该患者以胸痛为主要表现，心电图多导联 ST 段抬高，心脏彩超可见左心室壁节段性运动障碍，双侧血压不一致，高度怀疑夹层合并心肌梗死，因此早期识别非常重要，对于心肌梗死患者常规测量双侧血压及早期心脏彩超检查有助于识别高危患者。

主动脉夹层合并心肌梗死，应根据病情决定是否先行 PCI 术解决冠状动脉供血问题，需要评估：闭塞血管位置、血管闭塞严重程度、闭塞血管是否引起致命的并发症。此例病例夹层累及冠状动脉，前降支近端闭塞，钝缘支近端狭窄 70%，右冠弥漫斑块，病情凶险，随时进展可造成心源性休克、心功能恶化、恶性心律失常等，需立即开通血管，实施再灌注改善心肌缺血。

该患者经 CTA 明确主动脉夹层，血流动力学稳定，早期治疗措施主要是镇痛、降压、控制心室率；为防止夹层破裂所致大出血，尽早行主动脉夹层腔内隔绝术，术后好转出院。

参考文献

1. ERBEL R，ABOYANS V，BOILEAU C，et al. 2014 ESC guidelines on the diagnosis and treatment of aortic diseases. kardiol Pol，2014，72（12）：1169-1252.

2. 中国医师协会心血管外科分会大血管外科专业委员会. 主动脉夹层诊断与治疗规范中国专家共识. 中华胸心血管外科杂志，2017，33（11）：641-654.

（董佳莉）